「3行日記」を書くと、なぜ健康になれるのか？

順天堂大学医学部教授
小林弘幸

アスコム

「3行日記」を書くと、なぜ健康になれるのか？

「3行日記」を書くと、なぜ健康になれるのか？

「日記をつけると健康になる」

　そんなことを言われても、なかなか納得できないでしょう。では、この言い方ならどうでしょうか。

「日記をつけると、自律神経が整って、自分の心と体をコントロールできるようになる。だから健康になる」


　私たちが健康で充実した日々を生きられるかどうかのカギは自律神経のバランスにあると言っても過言ではありません。私は、ずっと自律神経をコントロールする方法を追い求めてきました。睡眠、食事、運動はもちろん、呼吸の仕方や時間の使い方、日常生活の心がけにいたるまで、あらゆる方面に目配りしながら自律神経のコントロールにつながるノウハウを模索してきました。

　そして――こうした末にたどり着いた究極の自律神経コントロール法が、これから紹介する「３行日記」なのです。

　私自身も、この「３行日記」を毎日、続けています。そして、その効果を実感しているのです。

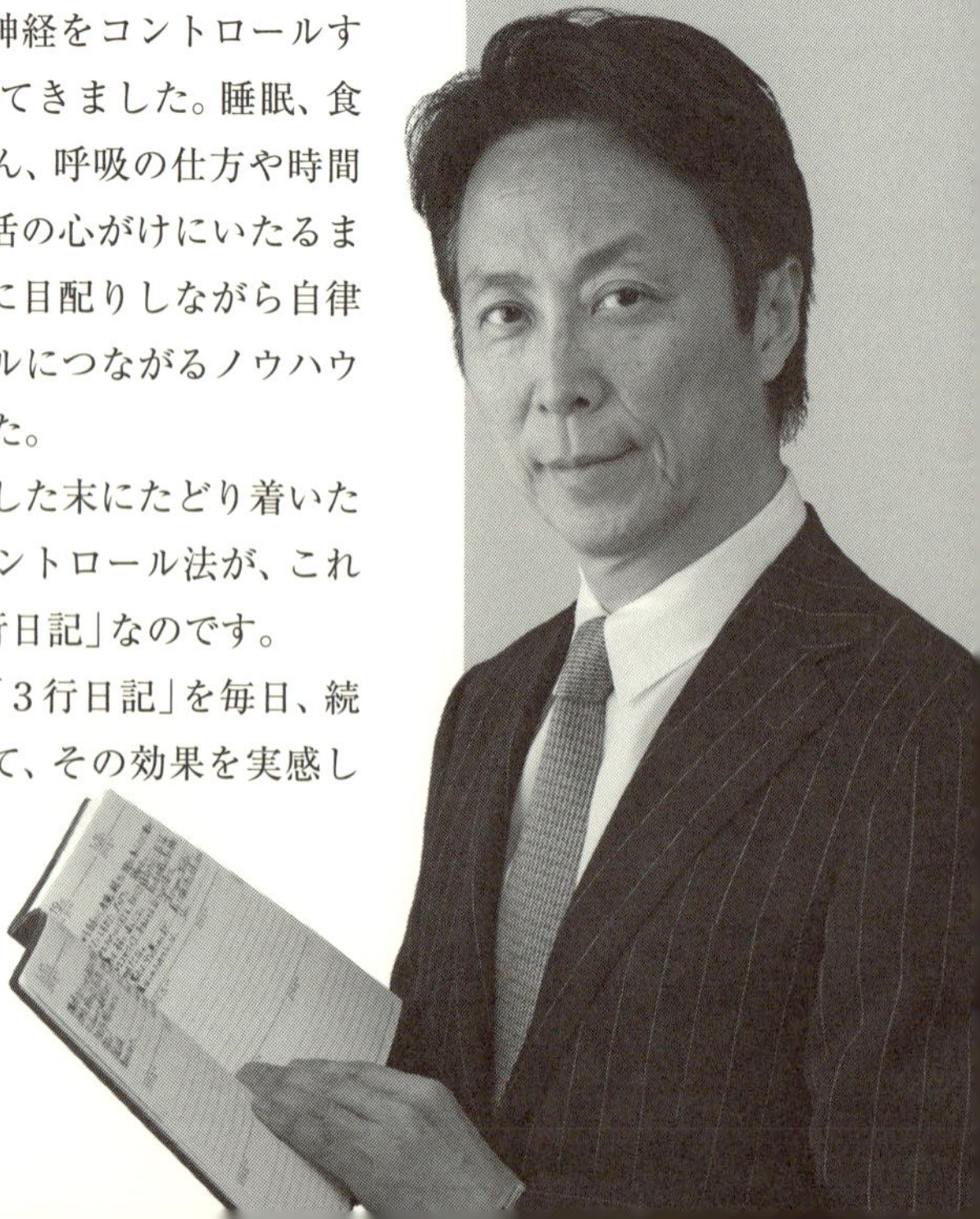

「3行日記」は、
3つの
テーマを
書きます！

○月○日（　）

① 今日いちばん失敗したこと

② 今日いちばん感動したこと

③ 明日の目標

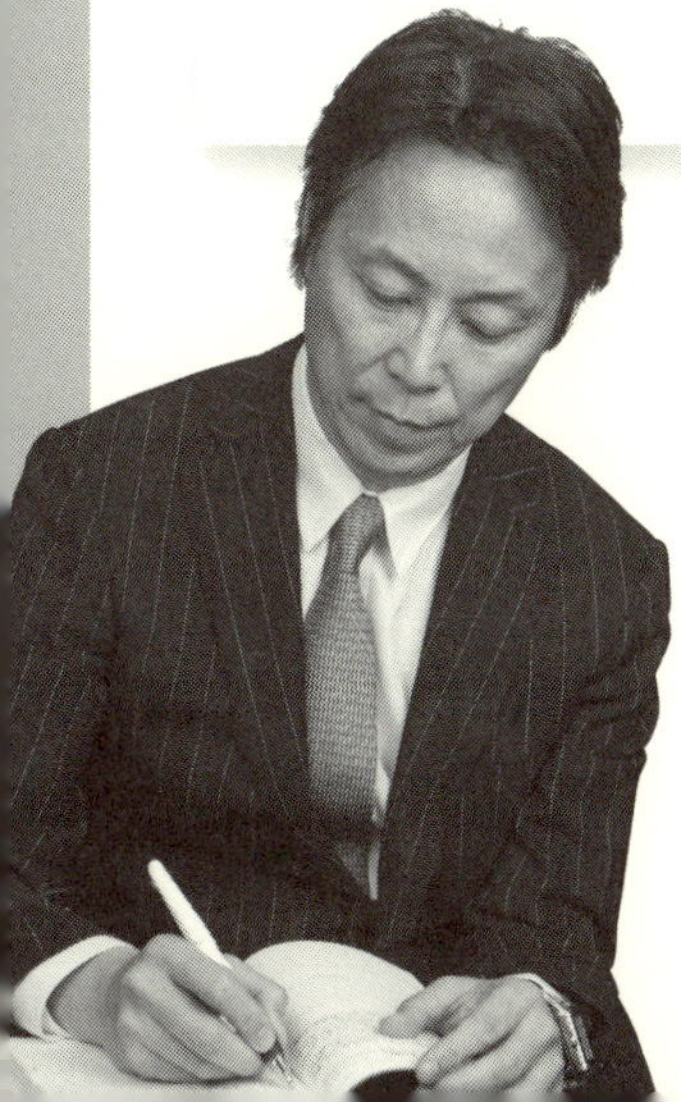

＊「① 今日いちばん失敗したこと」は、「体調が悪かったこと」「嫌だったこと」でもOKです。
「② 今日いちばん感動したこと」は「うれしかったこと」でもOK。
「③ 明日の目標」は「いまいちばん関心があること」でも構いません。

「3行日記」の書き方

「3行日記」を書くときのポイントは次の通りです。
くわしい説明は、本文を参照ください。

◎ 寝る前に、ひとりになって机に向かいましょう。
◎ 日付と曜日は必ず記入しましょう。
◎ ① ➡ ② ➡ ③ の順番で書いてください。
◎ 字数に制限はありませんが、できるだけ簡潔に。
◎ 必ず手書きで、ゆっくりと、ていねいに。

たとえば、このような感じで書いてください。

○月○日（△）

① 今日いちばん失敗したこと
長男の翔太を強く叱りすぎたかもしれない……

② 今日いちばん感動したこと
得意先から自分がすすめたプランがよかったとほめられた

③ 明日の目標
明日の土曜日は家族みんなで外食しよう！

〇月〇日（△）

① 今日いちばん失敗したこと

友人にウソをついた、サイテーだ！

② 今日いちばん感動したこと

生まれて初めてのホールインワン、やった！やった！やった！

③ 明日の目標

明日こそ6時に起きるぞ！

〇月〇日（△）

① 今日いちばん失敗したこと

2〜3日前から体調が悪い。とくに耳鳴りがつらい

② 今日いちばん感動したこと

ひさしぶりに夕食を残さずに食べることができた

③ 明日の目標

気が沈んで家にこもりがち。明日こそは散歩を再開しよう

〇月〇日（△）

① 今日いちばん失敗したこと

社長はサイテーだ。自分のミスをオレのせいにしやがった！

② 今日いちばん感動したこと

転職した同期と久しぶりに会っていろいろ話ができた

③ 明日の目標

週末の会議で完璧なプレゼンができるように、万全の準備をする！

体験者から反響続々!
わたしの「3行日記」活用法

◎「いろいろな健康法を試してきましたが、これは**簡単でいいですね**。**体調もよくなりました**し、意識して過ごすようになったことで、毎日に張りが出ました」　（52歳　会社員）

◎「小林先生の本で、副交感神経を引き上げると心が落ち着き、自律神経をコントロールできることは理解しましたが、**具体的な方法がわからず悩んでいました**。そんなときに先生の講演で日記のことを知りました。3つのことを寝る前に書く、たったそれだけで、翌日は**前向きな気持ち**になり、**ウソのようにストレスがなくなる**んですね」　（55歳　主婦）

◎「1年ほど前まで入院していました。退院後、病気は回復したのですが調子が元に戻らず、**熟睡できない**、**意欲が湧かない**、**常に体調がすぐれない**……。でも、健康診断では異常なしでした。そこで人にすすめられて『3行日記』を始めたのです。寝る前に静かな時間をつくることで、自然と落ち着いていき、**ぐっすり眠ることができる**ようになりました。今では、**朝の目覚めもスッキリ**です」　（68歳　会社役員）

◎「長年、**うつ症状に悩んでいた**ところ、小林先生に『３行日記』をすすめられました。『日記』と『健康』という言葉のイメージがうまくつながらなくて、『どうして？』と思っていましたが、説明を聞いて納得。試して納得。**すぐに効果が出て、しかもお金も手間もかからない**。友だちにもすすめたいと思います」

（64歳　主婦）

◎「自律神経失調症で不安が多かったのですが、日記を始めてすぐに落ち着きました。これはいいです。**いまでは薬を飲まなくても大丈夫**になっています」（46歳　自営業）

◎「この日記を始めて、**長年苦しんできたアレルギーがおさまり、肌にハリが出てきました**。本当に自律神経の乱れはいろいろな病気の原因なんですね」（33歳　OL）

◎「30歳を過ぎたころから、**頭痛、肩こり、眼の疲れなどの体調不良を感じる**ようになった。体力の衰えのためかと思っていたが、自律神経の状態に関係があったんですね。日記をつけることで、よい睡眠ができるようになったためか、体調不良がウソのように消えました。体調について意識するようにもなり、**自分の体との上手な付き合い方**へのきっかけにもなっている」

（35歳　会社員）

はじめに――3行日記は究極の健康法である

突然そんなことを言われても、みなさんは怪訝《けげん》な顔をするだけかもしれません。きっと、「日記」という単語と「健康」という単語がすぐには頭の中で結びつかないのではないでしょうか。

では、少し言い方を変えてみましょう。

「日記をつけると、自律神経《じりつしんけい》が整って、自分の心と体をコントロールできるようになる。だから健康になる」

これならどうですか？　何のことかまだよくわからないかもしれませんが、さっきよりはマシなのではないでしょうか。

自律神経は、私たち人間の生命活動の根幹を支えているたいへん重要なシステムです。くわしくは後ほどご説明しますが、**病気になる、体調が崩れる、夜眠れなくなる、無性に**

イライラするなど、すべての不調は自律神経のバランスの乱れから来ています。心身の健康はもちろん、人間活動の好不調はみんなこのバランスによって左右されていると言っていいでしょう。

つまり、**私たちが健康で充実した日々を生きられるかどうかのカギは自律神経のバランスにある**と言っても過言ではないのです。

逆に言えば、もし、**自律神経を自在にコントロールできるようになったとしたら、私たちは「生涯にわたって健康に生きられるノウハウ」を手中にしたも同然です。**それだけではありません。自律神経をコントロールできるということは、そのときの状況に合わせて自分をコントロールできるということ。これができるようになれば、私たちはここぞというときに自分の持てる力を発揮できるようになります。そうすれば、仕事や人間関係など、人生のさまざまなシーンで自分自身を輝かせていけるでしょう。

私はひとりの医師として、ずっと自律神経をコントロールする方法を追い求めてきました。睡眠、食事、運動はもちろん、呼吸の仕方や時間の使い方、日常生活の心がけにいたるまで、あらゆる方面に目配りしながら自律神経のコントロールにつながるノウハウを模索してきたわけです。

そして――

こうした末にたどり着いた**究極の自律神経コントロール法**が「日記をつけること」な**のです。**

私は、これこそ「**生涯にわたって健**《すこ》**やかに生きること**」を**可能にする究極の健康法**だと考えています。この本ではこれから、この究極のノウハウの効用をあますところなくご紹介していきます。

「3行日記」はなぜ健康にいいのか？

ところで、みなさんは「日記を書く」という行為に対してどんなイメージを抱いているでしょうか。

なかには、辛気《しんき》くさいイメージを抱いている人もいるかもしれません。「自分の内面をさらけだす」という先入観があるからでしょうか、日記に対して暗くて重いイメージを抱いてしまっている人は意外と少なくないのです。

みなさんはいかがでしょう？　もし、日記に対してこういうマイナスのイメージを持っているとしたら、まずはここで、その固定観念を払拭《ふっしょく》してください。

なぜなら、この本でこれからご紹介する日記は、みなさんが想像している日記とはまったく別ものだからです。

通常、「日記」というと、分厚い日記帳にたくさんの文字を連ねて自分の心情をせつせつと綴《つづ》っていくスタイルを思い浮かべる人が多いのでしょうが、ああいうふうにだらだらと書く日記では意味がありません。そのように長々と文章を綴っていると、書いたことがあまり意識に残りませんし、自分の心情をどう表そうかと思い悩むうちにブルーな気分になってしまうことが多いのです。すなわち、かえって迷いを深めてしまうケースが少なくないんですね。

これに比べ、私がこの本でおすすめする日記は**たった3行で、その日のことを簡潔にまとめる**スタイルをとっています。

3行なら、深く考え込まずとも書けますし、たいした時間もかかりません。しかも、その3行は**1行ずつテーマが決まっていて、「1行×3テーマ」を1日1日機械的につけていけば**いいのです。3つのテーマは次の通りです。

①今日いちばん失敗したこと（もしくは、体調が悪かったこと、嫌だったこと）
②今日いちばん感動したこと（もしくは、うれしかったこと）
③明日の目標（もしくは、いまいちばん関心があること）

これら3点をそれぞれ1行に短くまとめていけばOK。短い文で綴った言葉は、意識にしっかりインプットされます。**1日を振り返ってこの3つを書き落としていくと、その日の自律神経の乱れが修正されて、心と体が落ち着きを取り戻す**のです。

日々寝る前にこの日記に向かっていれば、意識が変わり、迷いが消えて、自分をよりよい方向へシフトしていけるようになっていくでしょう。そして、心にも体にも余裕ができて、自律神経をよい状態にキープしていけるようになっていきます。

自律神経の乱れは、毎日リセットしないとどんどん悪化する

みなさんは「**自律神経はいったんバランスが乱れるとなかなか元に戻らない**」ということをご存じだったでしょうか。

自律神経は「怒り」「憤まん」「焦り」「緊張」などによって大きく乱れるものなのですが、怒りのあまり誰かを大声でどなってしまったようなとき、メラメラとした怒りの感情がなかなかおさまらないことがあるのではないでしょうか？　そういうときは仕事も手につかないし、帰宅してふとんやベッドに入っても神経がピリピリして寝つけないもの。きっと、みなさんにも経験があるでしょう。このように、自律神経はいったんバランスが崩れると、その後数時間は元に戻らないのです。

ところが、**イラついたり焦ったりするきっかけは、日常生活のいたるところにあります。**ちょっとしたことで自律神経は乱れてしまいます。**仕事を終え、家にたどり着く頃には自律神経が相当に乱れた状態になっている**ことでしょう。

さらに、自律神経のバランスが乱れたままの状態でベッドに入ってしまうと、悪い流れを翌日に引きずってしまうことになります。高ぶった自律神経が落ち着かないまま寝てしまうので心も体も十分に休まりません。翌日も神経をピリピリさせた状態で多くのストレスに振り回されるハメになります。

そのうえ、こうした悪い流れが何日も続くと、だんだん自律神経が疲れてきて、いつしか「バランスが崩れているのが当たり前のような状態」になっていってしまうのです。つまり、1日の自律神経の乱れをリセットすることなくストレスや不調を翌日に持ち越していると、雪だるま式に疲労がたまっていき、どんどんバランスが悪化してしまうわけです。

では、どうすればいいのか。

そう、**自律神経のバランスの乱れを1日1日リセットして、その日のうちに悪い流れを断ち切っていく**ことです。そして、その自律神経のリセットにもっとも効果を発揮する簡単な手段が「1日の終わりに3行の日記をつけること」なのです。

交感神経が優位になると、どんどん体調は悪くなる

私はもう10年以上にわたって「3行日記」をつけ続けているのですが、1日の締めくくりに日記に向かうと、いつも時の流れが止まったかのような感覚を覚えます。そして、今日1日を振り返りながらペンを落とすと、その瞬間呼吸が整って自律神経がスッと落ち着くのです。どんなに忙しくてたいへんだった日も、どんなに神経がカリカリした日も、日記にペンを落とすとふっと我に返り、心と体が平静さを取り戻します。

私は、こういうふうに1日1日流れを「止める」ことが自律神経にとってとても重要な

意味を持つのではないかと考えています。多忙な日々の流れに身を任せているとどんどん流されていってしまいますが、日記に向かっていると、その時間だけでも慌ただしい日常の流れを止めることができる。**日記のいちばんのよさは、このように「流れを止めて1日を振り返ることができる」点にある**のだと思います。

自律神経は悪い流れのまま放っておくと、どんどん悪いほうへ向かっていってしまう傾向があります。しかも、悪い状態のまま日々を流されていると、悪い連鎖にハマってしまい、いろいろなことが自分の思いにそぐわない不本意な方向へ進んでいってしまうことが少なくありません。

たとえば、みなさんは〝あのとき、あっちの道を進んでいれば、いまよりもっといい方向へ行けたのに……〟〝毎日を流されるままに進んできたら、流れ流れていつの間にかこんなヘンなところに行き着いてしまった〟と後悔することはありませんか？

これを川下りにたとえるならば、川の流れに任せていたイカダが、気づかないうちに悪い支流に入ってしまい、自分の目指すところとはかけ離れた方向へ流されていってしまうようなものでしょう。流されっぱなしでは、自分がいまどこを流れているのかも、どこへ向かっているのかもわかりません。日々、流されるままでいては何もコントロールできないのです。

しかし、1日の終わりに「流れ」を止めて、**その日の出来事を振り返っていると、自分の思う方向へ流れをコントロールできるようになる**のです。1日1日、自分がどの方向を向いているのかを確認していれば、悪い支流に入ることもありませんし、進むべき流れを間違えることもありません。

要するに、この3行日記は、みなさんにとって「舵《かじ》」の役割を果たすものなのです。流れに任せっぱなしでは、どこへ流されてしまうかわかりませんが、イカダに舵がついていれば、そのイカダを自在にコントロールすることができるし、自分の行きたいところへ行けるようになります。すなわち、日記をつけているかいないかで、流されるか流されないかが決まり、自分が行きたいほうへ行けるかどうかが決まってくるわけです。

そして、こういう自己コントロールができるようになると、どんな状況においても乱れることなく、心と体をベストの状態に維持できるようになり、自分でいろんな流れをコントロールできるようになっていくのです。健康の流れはもちろん、仕事の流れやステップアップの流れ、それに人生の流れも自分の思うような方向へコントロールしていけるようになるでしょう。

この日記は、

「たった3行で健康になれる日記」

「たった3行で自分を変えられる日記」

「たった3行で自分の人生を変えられる日記」

なのです。


みなさんも、ぜひこの日記で自分を変えてみてください。心と体の健康を取り戻し、日々の迷いを振り払い、本当の自分の人生を見つけていくようにしてください。そして、自分を存分に輝かせていきましょう。

一度きりの人生なのですから、流されっぱなしではもったいない。1日1日、自律神経を整えながら、流されずに生きていきましょう。自分の目指している方向へ大きく舵を切りましょう。

さあ、みなさん、3行日記の効果を目一杯に引き出して、自分で自分の人生をコントロールしていこうじゃありませんか！

目次

第2章 あなたを健康にする！「3行日記」の書き方
——埋もれた力を最大限に引き出すためのコツとは

第3章 「日記」で自分が変わる！ 人生が変わる！
——人生を自分の手に取り戻して自由に生きるスキル

第1章

「日記」をつけるだけで、どうして健康になれるのか?

——不可能と思われていた自律神経をコントロールする方法

家に帰り玄関を開けたら、
部屋が散らかっているのが目に入る……
「嫌だな」と思う、
そのときから体の不調は始まっている

本田圭佑は、なぜ自分のコンディションを毎日記録し続けるのか

周囲をうならせるような超一流のパフォーマンスを見せる人は、どの人も例外なく健康に気を遣っています。

そして、そういう人の多くが日記をつけています。

アーティストで言えば、レディー・ガガ、アスリートで言えば、サッカーの本田圭佑選手や中村俊輔選手――みんな日々自分のコンディションを記録しています。

後で改めて紹介しますが、本田圭佑選手などは1日の練習メニューはもちろん、体重や食べたメニュー、トイレの回数にいたるまで体の状態を観察してことこまかく記録しています。しかも、小学6年のときから1日も欠かさず……。

どうしてそんなに細かい点にこだわるのかわかりますか？

それは、**自分の心身にほんのちょっとしたバランスの狂い、それこそわずか1ミリの調子の狂いでもあれば、それが自分のパフォーマンスに影響してくることを心得ているから**です。それともうひとつ、パフォーマーとして絶対に避けなければならない病気や体調不

良、スランプなどが、そういうほんの小さなズレから始まることを思い知らされているからです。

だから日記をつけてチェックをし、自分のコンディションを常にベストにキープする。そうやって細部に目を光らせて健康を守っていく姿勢は、まさに超一流パフォーマーの証しと言っていいでしょう。

もちろん、私たち一般人は、何万もの観衆を前にパフォーマンスを披露《ひろう》するわけではありませんから、ここまで細かく気を遣う必要はないでしょう。でも、**日記をうまく活用すれば、より確実に健康を守っていくことができる**のです。そのノウハウを、みなさんも身につけたいとは思いませんか？

日常の小さなストレスを放っておかない〝自己検診ツール〟

病気や不調というものは、日常のほんの小さなストレスから始まります。

たとえば、みなさんが家に帰り、玄関のドアを開けて、部屋中が散らかっている様子が目に入ったとしましょう。その瞬間、みなさんは〝嫌だな〟と思い、なんとなくささくれ立った気持ちになるのではないでしょうか。

じつは、そういうところから病気や不調はやってくるのです。

なぜかと言えば、自律神経がかき乱されるから。自律神経のバランスは日常のちょっとしたことで乱れてしまいます。ある意味、活動していれば、乱れるのが当たり前のようなもの。「部屋が散らかっているのを見て、嫌だなと思った」というくらいの些細《ささい》なストレスは、おそらく1日に数えきれないほどあるでしょう。そういうストレスをキャッチしてイラッとしたりピリピリしたりするたびに、自律神経はバランスを崩しているのです。なかには、1日中ピリピリのし通しという人もいるかもしれませんね。

このように**自律神経が乱れているときは、全身の血流が悪く、各器官の細胞に酸素や栄養がうまく行き渡らない状態になっています。**すると、ひとつひとつの細胞の働きが落ちて、より病気や不調などのトラブルを起こしやすい状態にシフトしていくことになります。それに、免疫力も低下しますから、風邪などの感染症にもかかりやすくなります。

ではみなさん、1日中ピリピリし通し、イライラし通しのストレスフルな生活が毎日のように続いたらどうなると思いますか？　もしそういう毎日が何年何十年と続いたとしたらどうなると思いますか？

そう、1日1日のストレスがどんどん積み重なり、どんどん自律神経のバランスが崩れていけば、血流が落ち、細胞が弱り、免疫力が落ちて、〝より確実に〟病気になっていってしまうでしょう。

つまり、1日のイライラやピリピリをリセットすることなく日々ため込んでいってしまうのは、自分から自律神経を傷《いた》めつけているようなものであり、わざわざ病気や体調不良を招いているようなものなのです。

こうした事態を防ぐには、1日1日、ストレスに感じたことや失敗してしまったことなどを振り返って、その日のうちにカタをつけていくべき。自分のコンディションの変化に耳を澄ませて、調子はいいのか悪いのか、いつもに比べて何がよくて何が悪かったのかをチェックしていくべきなのです。そして、こういう**1日1日のチェックに欠かせない〝自己検診ツール〟**が、日記であるわけです。

「なんとなく感じたこと」を見逃さない

人には日によって調子のいい日も悪い日もあります。みなさんにも「なんとなく体が重い日」や「なぜかやる気が出ない日」があるでしょう。

たいていの人は、そこで〝どうして調子が出ないのかな〟と、思い当たる原因を頭の中で詮索《せんさく》するはずです。〝昨日、飲みすぎたかな〟〝夜更かししすぎたかな〟〝遅い時間にラーメンを食べたせいかな〟といったように、それらしい原因が思い浮かぶこともありますし、これといった原因が思い浮かばないこともあるでしょう。もっとも、大多数の人はそれ以上深く詮索せずに済ませてしまいます。多少調子が戻れば、調子が悪かったことなどすぐに忘れてしまうでしょう。

しかし、私に言わせれば、**「調子が悪いな」「どうも体がヘンだな」といった自覚を抱いたなら、もうその時点で体の異常は進んでいると考えるべき**です。こういう何気ないコンディションの変化こそ、自律神経のバランスが崩れている証拠なのです。小さな不調を何回も見過ごしていると、そのうち状態をこじらせて、ゆくゆくは大きなトラブルへ発展させてしまいかねません。

ですから、**「なんとなく感じている不調感」や「脳裏をかすめる小さな不安」は、頭の中を素通りさせてしまってはダメ**なのです。こうした不調感や不安は、〝**自律神経が発しているアラーム**〟のようなもの。〝体がどんどん病気のほうへ傾いていますよ〟という警告サインだと受け取って、自分の意識にしっかりとインプットしていくべきなのです。

では、**この大事なアラームを、右から左へ流してしまうことなく、しっかり意識するに**はどうすればいいのか。

みなさんもうおわかりですね。

そう、日記をつけるのがいちばんいいのです。「なんとなく感じている不調感や不安」は、文字というカタチで書き落とされることで、しっかりと意識にインプットされます。

例を挙げてみましょう。特に思い当たる原因もないのに、朝から胃が痛み、その日の仕事に精彩を欠いたとします。そういうときは、その晩の日記に「この胃の痛みはいったい何なんだ！　おかげで大事なプレゼンがボロボロ！」とでも書いておけばいいのです。その1行を書いただけで、あなたのなかには「胃腸へのアラーム」が深く刻み込まれるはずです。

頭の中で考えているだけだと、痛みが治まり調子が戻りさえすれば、胃のことなどきれいさっぱり忘れてしまうでしょう。翌日なんともなければ、次の飲み会で暴飲暴食をして胃にさらなるダメージを与えてしまうかもしれません。でも、日記に書いていると〝胃腸に気をつけなきゃ〟という意識がくっきりと残されます。後日同じような痛みを覚えたときにも〝あ、あのときと一緒だ〟と、より強く警戒することになり、〝一度、病院で検査してもらおう〟と腰を上げるのも早くなるでしょう。

このように、日記をつけていると、**見過ごしがちな不調をしっかり意識して、心身のコンディションの乱れを早め早めに立て直していくことができる**のです。

繰り返しますが、病気や不調というものは、日常生活のほんの小さな「乱れ」から始まります。超一流の人たちは、その小さなバランスの乱れを見逃すか見逃さないかで大きな差がつくことを知っています。だから、1日1日、常に自分のコンディション変化に気を配り、ほんの小さなブレや狂いも見逃すまいとしているのです。そして、そのために、**日記という〝ツール〟がどんなに役立つかを熟知している**のです。

日記は1日1日の自律神経に耳を傾けるためのツールです。みなさんもこのツールを活用して、心と体をベストの状態にキープしていきませんか。そして、毎日、いつも最高のコンディションで力を出せるようにシフトしていきませんか。

「3行日記」を書くと、副交感神経が高まり自律神経のバランスが整う

悪い連鎖をいい連鎖に変えることこそ、究極の健康法

人の好不調は、すべて自律神経のバランスで決まってきます。

体の健康はもちろん、心の健康もこれで決まってくるし、仕事、家事、労働作業などでの調子の良し悪しもこれで決まってきます。さらに、これからの人生で自分の力を発揮して結果を出していけるかどうかといったことにも、このバランスが大きく関わってきます。どんなことであれ、日々の生命活動で私たちが好調を維持して生きていくには、**自律神経のバランスをしっかりと整えることが重要なカギ**となるのです。

〝最近、なんとなく調子がいいな。体もよく動くし、いろんなことがうまくいってるな〟と感じられるのは、心身が「よい連鎖」になっているときです。そういうときの自律神経はとてもよいバランスになっています。反対に、〝最近どうも調子が悪いな。体の具合もあまりよくないし、何をやってもうまくいかないな〟と感じられるのは、心身が「悪い連鎖」にハマっているときです。そういうときは、自律神経もたいへん悪いバランスになっています。

好調を維持するには、**いまの自分がどういう「連鎖」の流れのなかにいるのか、まずは自分のコンディションの良し悪しに気づく**ことが重要です。そのうえで、悪い連鎖があれば自分から進んでそれを断ち切って、よい連鎖をつくっていくことがたいへん大切になってくるのです。

私は、このように**「悪い連鎖をいい連鎖に変えること」**こそが、究極の健康法であり、究極の自己実現法だと考えています。

本当に、すべてはここに集約されると言っても過言ではありません。体の健康が悪いほうへ傾こうとしているときも、仕事などのパフォーマンスが不調に陥りそうなときも、「悪い連鎖を断ち切る」という意識さえあれば、リカバリーしていくことができます。それによって大崩れをまぬがれることができます。別に一気に挽回しなくてもいい。〝なんとなく悪い流れになってきたな〟と気がついたら、ちょっとずつちょっとずつリカバリーしていけばいいのです。

たとえば、ゴルフの場合も、「悪い連鎖」に入るとだんだん何をやってもうまくいかなくなってくるもの。そういうときに一発形勢逆転を狙うとだいたいOBになって、結果的に大崩れしてしまうことが少なくありません。でも、早い段階で〝あれ、なんだか悪い流れになってきているな〟ということに気づいて、ちょっとずつリカバリーショットを放《はな》っていくと、大きく崩れることもなく、まあまあのスコアを維持できるものなのです。

私は、健康はもちろん、何事においてもこういう**「小さなリカバリーショット」の意識を持つことが「悪い連鎖を断ち切って、よい連鎖をつくっていく」ための基本となる**と考えています。

そして、1日1日、「小さなリカバリーショット」を打っていく最良最適の方法が日記であるわけです。

書く順番にも意味がある

「はじめに」のところでも申し上げましたが、私がおすすめする日記は、従来の日記とはまったく別ものです。

この日記は、たった3行でその日1日の自分を検証していくというもの。「今日いちばん失敗したこと（もしくは、体調が悪かったこと、嫌だったこと）」「今日いちばん感動したこと（もしくは、うれしかったこと）」「明日の目標（もしくは、いまいちばん関心があること)」を1行ずつ、計3行にまとめることによって、自分の心身をよりよい方向へ導いていこうというノウハウです。

なお、この3行は**「書く順番」も大切**です。

最初に書くのは「失敗したこと」や「体調が悪かったこと」「嫌だったこと」。なぜ、ここから書きはじめるのかというと、その日の行動のなかで、いちばん冷静に判断しなければならないのが失敗やトラブルだから。失敗したことを書いてひとしきり反省したら、次は気持ちを切り替えて「感動したこと」や「うれしかったこと」を書きます。最後に明日の目標や関心事について書きます。

このように、「嫌なこと→いいこと→目標」という流れで書いていくと、ブルーになることもなく、明日へのモチベーションを効果的に引き上げていくことができるのです。

それに、この順番で1日の出来事を片づけていくと、おのずと自分の調子や自分の状態の変化を振り返ることになります。

失敗した経験の後にうれしかった経験を書くと、自分の調子が悪かった原因、調子がよかった原因を探ることになり、どういうときに自分が失敗しやすく、どういうときに自分が輝くのかが意識にインプットされることになります。そして、その後に明日の目標を書くと、その日に経験した「失敗」や「感動」を、明日以降の自分の行動に生かしていきやすくなるのです。

つまり、たった3行でトータル的な自分のコンディションを把握して、その日の自分の変化や気づきを後々のためにつなげていくことができる。すなわち、**ちょっとずつリカバリーショットを打って、自分が進んでいるコースを軌道修正していくことができる**わけです。

別に、意気込んでたくさん書かなくてもいい。1日1日、たった3行の「小さなリカバリーショット」を打ち続けていれば、大崩れすることなく、少しずつ自分をいい方向へシフトしていくことができるのです。

みなさんも、この3行日記を毎日つけ続ければ、「悪い連鎖」を断ち切って、「いい連鎖」をつくっていくことができるでしょう。

3行日記こそは、自律神経の力を最大限に引き出してくれるメソッドです。ぜひみなさん、1日1日小まめにリカバリーショットを打って自律神経を整え、好調な流れをつかんでいってください。

交感神経と副交感神経、両方を高めることで健康になる

生きている限り、自律神経が乱れるのは仕方ない

自律神経は乱れるのが当たり前です。

まったく乱れない人なんていません。どんな人であろうとも、たとえ仙人や聖人君子であろうとも乱れはあります。

生きて活動している限り、自律神経が乱れるのは仕方のないことなのです。特に日中は乱れまくっていると言っていいでしょう。電車が遅れて焦ったり、上司から小言を言われてイラッとしたり、見知らぬ人と肩がぶつかったり……。そういうことがあるたびに乱れています。こうしたストレスは誰にでもありますから、ストレスにより自律神経が乱れてしまうという点では、みんなさほど変わりがありません。

問題なのは、その乱れた自律神経をリセットしているかどうか。

この点の対処の仕方は、人によってだいぶ差があります。そして、自律神経のバランスに人によって大きな差がついてしまうのは、まさしくこの点においてなのです。つまり、乱れてしまうのは仕方ないとして、乱れたバランスをどう修復しているかで大きな差がつ

くことになるわけですね。

ここで自律神経のメカニズムについて、基本的なことをご説明しておくことにしましょう。

よく知られるように、自律神経には「交感神経」と「副交感神経」のふたつがあります。交感神経は「アクティブ・モード」。車にたとえればアクセルの働きをしている神経です。たとえば、仕事で緊張しているときや、他人と何かを激しく争っているとき、あるいは身の危険を感じたようなとき、私たちはなんとか力を振り絞って目の前の状況を打開しようとします。そういうときに、**交感神経はグイッとアクセルを踏み込んで心身を戦闘態勢に移行させる役割をしている**のです。

このため、交感神経が優位になると、心拍数や血圧が上がり、呼吸が速くなり、血管はキュッと収縮して、より大きな力を生み出せるような状態に体がシフトしていきます。また、目の前のことに集中して取り組めるように、ノルアドレナリンやアドレナリンなどのホルモンが分泌《ぶんぴつ》され、気持ちも高揚してアグレッシブな方向に向かっていきます。

一方、副交感神経は「リラックス・モード」です。こちらは、車にたとえればブレーキの役割を果たしている神経となります。たとえば、ひとりでくつろいでいるときや寝ているとき、気心の知れた家族や友人と談笑しているようなとき、私たちは肩の力を抜いてくつろいでいるもの。こういうときに**リラックスした状態でいられるのは、副交感神経のブレーキがかかっているから**なのです。

副交感神経が優位になると、心拍数や血圧が下がり、呼吸はゆっくりになり、血管が適度に拡張して、より効率的に休めるような状態へと体がシフトしていきます。また、気持ちのほうも、安心して落ち着いて、平穏無事でのんびりした方向に向かっていきます。

このように、交感神経と副交感神経は互いに異なった働きをしながら、私たちの心と体の状態をコントロールしています。

車はアクセルとブレーキをバランスよくかけてこそうまく乗りこなすことができるものですよね。もし、アクセルやブレーキの調子が悪くて、スピードが出すぎたり、のろのろとしたスピードしか出なかったりすれば、大きな事故やトラブルにつながってしまいます。それと同じように、**自律神経も交感神経と副交感神経のバランスがとれていることが大切であり、どちらか一方に偏った状態が続くと、さまざまな病気やトラブルを起こすことにつながっていってしまう**わけです。

「バランス」だけでなく「レベルを高く維持すること」が重要だ

私の研究では、交感神経と副交感神経の最高のバランスは、日中の活動時においては「1・1〜1・2対1」であることがわかっています。要するに、**日中の活動時は交感神経のほうがちょっと高いくらい、夜の休息時は副交感神経がちょっと高いくらいのバランスが理想的**なのです。

私はこれまで、数えきれないくらいの方々の自律神経を測定してきましたが、トップアスリートや一流の芸術家や経営者など、健康体で優れたパフォーマンスを発揮している方々はだいたいこのバランスになっています。こういう方々には、交感神経と副交感神経のどちらかが一方的に高く、バランスが大きく崩れてしまっているような人は滅多にいません。

もっとも、〝じゃあ、このふたつのバランスさえよければいいのか〟というと、そういうわけでもないのです。

というのは、「バランス」だけではなく**「レベルの高さ」も重要**だからです。たとえ両者のバランスがよくても、それが「ふたつとも低い」のではいけません。自律神経がもっともよい状態で機能するのは、**交感神経と副交感神経が両方とも「高いレベル」で「バランスよく」働いているとき**なのです。

みなさん、下のマトリクスを見てください。

縦軸が交感神経のレベル、横軸が副交感神経のレベルを表しているのですが、このマトリクスのゾーンから、自律神経のバランスの傾向には4つのタイプがあることがわかるでしょう。

それぞれ簡単に説明しておくと、まず、Aは交感神経と副交感神経の両方とも高い

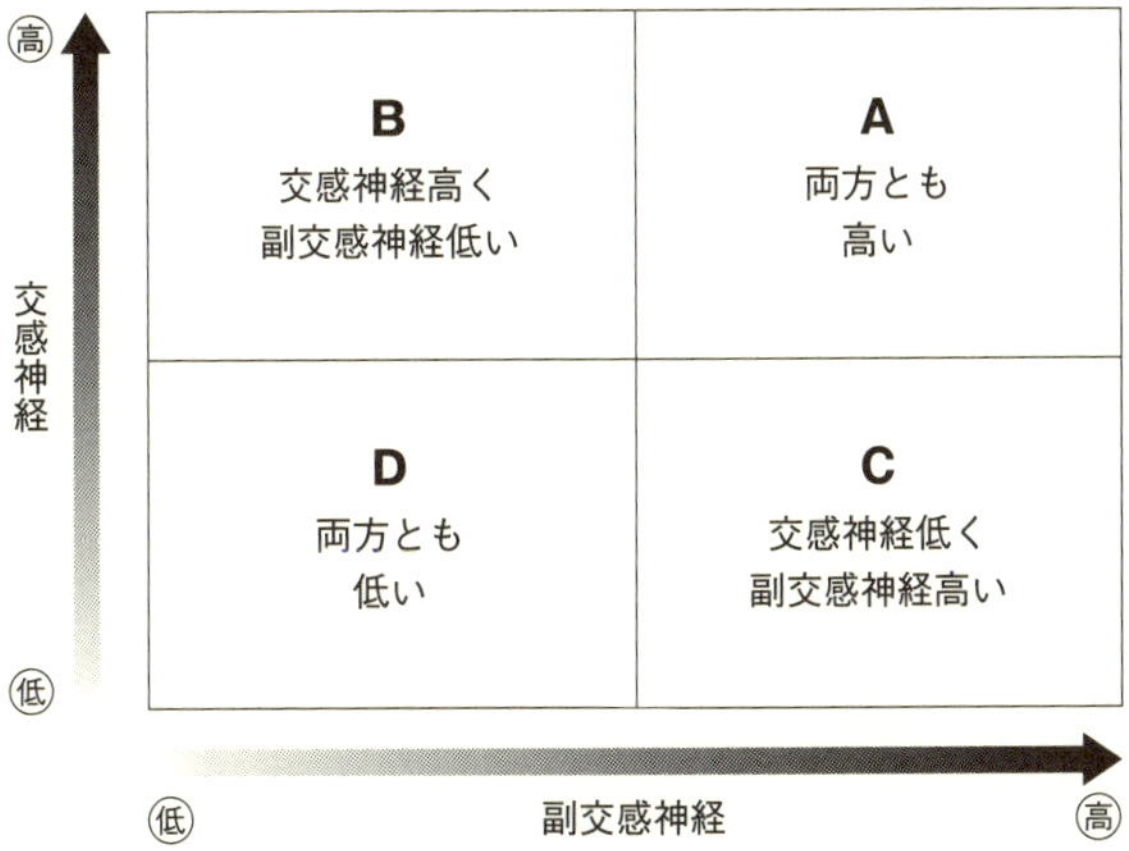

タイプで、これがいちばん理想的な状態です。両方ともハイレベルで安定していると、アクセルを踏むべきときはアクセルを踏み、ブレーキをかけるべきときはブレーキをかけて、自分の心身を絶妙のバランスでコントロールしていくことができます。**この状態をキープできていれば、病気になることもなく、仕事でも生活でもすべてにおいて自分の力を効率よく発揮していくことができる**はずです。

Ｂは交感神経が高く、副交感神経が低いタイプ。これはアクセルばかり踏みっぱなしでブレーキがあまり利いていない状態です。日々、仕事や家事のことが頭から離れずいつもイライラ、ピリピリしているようなタイプだと言えるでしょう。こうした**ストレスの多い状態を長期間続けていると、血流が悪い状態が続き、細胞に新鮮な血液が行き渡らなくなるため、病気やトラブルに陥りやすくなってしまいます。**常に体のどこかに不調やトラブルを抱えているような人も少なくありません。いくら忙しくても、アクセルをふかしっぱなしでろくにブレーキをかけずにいれば、いつか体も心もボロボロに疲弊していってしまいます。現代においては、このＢタイプの人が圧倒的多数を占めていると考えられています。

Ｃは交感神経が低く、副交感神経が高いタイプです。Ｂと反対に、こちらはアクセルを利かせずにいつものろのろ運転をしている、のんびり屋さんタイプです。**本人はまじめにやっているつもりなのですが、少々リラックスしすぎであり、「やる気があるのか」と他人から疑われたり、注意力散漫でケアレスミスが多かったりします。**7人にひとりの割合でこのタイプがいるとされ、このCタイプの場合、うつ病に陥りがちな傾向があります。

最後のDは、交感神経と副交感神経の両方ともが低いタイプです。このタイプは**たいへん疲れやすく、やる気もなく、生命力や覇気《はき》が感じられず、活動度の低い生活をしている**ことが少なくありません。アクセルもブレーキも働きが落ちて、ちょっと車を動かしただけで疲労してしまう状態になってしまっています。長年にわたりストレス漬けの生活や睡眠不足の生活を続けていると、このように交感神経と副交感神経の両方のレベルを落としてしまうことが少なくありません。このDタイプも近年増えつつあります。

副交感神経のレベルを高めることが健康を維持するカギ

いかがでしょう。みなさんの自律神経のバランス状態は、ABCD4つのタイプのどれにいちばん近いと思いますか？

もし〝自分のバランスは相当乱れているだろうな〟と思ったなら、おそらく、みなさんのうちの大半はBタイプ、すなわち「交感神経が高くて、副交感神経が低いタイプ」に該当するのではないでしょうか。

なぜなら、いまの現代社会では自分の思うようにいかないことばかり。毎日たくさんのストレスを抱えていろんなことに振り回されながら生きていれば、どうしても交感神経が優位になるのはまぬがれないからです。常に緊張や焦りを感じながら働きづめに働くような日々を送っていれば、ろくに心身が休まらず、副交感神経のレベルも下がっていってしまうでしょう。

しかも、**副交感神経の働きは、男性で30歳、女性で40歳を境にガクンと落ち込んでしまうのです。**

きっと、みなさんのなかにもこれくらいの年齢から、体の無理が利かなくなってきたり体のあちこちに不調を感じたりするようになってきた方が多いのではないでしょうか。じつはこれは、副交感神経という「ブレーキ」があまり利かなくなってきた証拠。副交感神経が下がってくると、それまでと同じように休んでいても回復が間に合わなくなってきて、疲れがとれなかったり、「体力の急激な衰え」を感じたり、「病気やトラブル」を起こしやすくなるのです。

何も対策を講じずにいれば、年々歳をとるとともに、副交感神経のレベルはどんどん下がっていってしまいます。副交感神経が下がってくれば、当然、交感神経とのバランスの偏りやレベルの開きも大きくなり、自律神経のバランスはどんどん崩れていってしまうことでしょう。

私がこれまでに測定してきた「加齢による自律神経バランスの変化」の傾向を分析すると、**「自律神経の力は、10年で15パーセントずつ低下していく」**という結果が出ています。

つまり、40歳が50歳になり、50歳が60歳になれば、自律神経の力は加速度的に衰えていきます。そして、こうした衰えゆく状況を放っておくと、体の老化が進んで、大きな病気やトラブルに見舞われやすくなってしまいます。すなわち、血流は落ち、細胞は活力を失い、血管は硬くなり、同時に免疫力も落ち、いつ大病に襲われてもおかしくない体内状況が整えられていってしまうわけです。


では、いったいどうすればいいのか。

こうした状況を回避するには、副交感神経の働きを高めて自律神経バランスの回復に努めていくことです。

なぜ、副交感神経なのかと言うと、健康やパフォーマンスのキープのカギとなるのが「副交感神経レベルの高低差」だからです。

一方、交感神経のレベルは、どの人もさほど変わりはありません。言い換えれば、どんなに気をつけていてもストレスにとり乱されるのは避けられませんから、交感神経が高くなるのはある程度仕方のないことなのです。だから、先に述べたように、「乱れるのが当たり前」というくらいに思っていたほうがいいわけです。

日記には副交感神経の働きを高める効果がある

でも、副交感神経のレベルは人によって大きく違います。高くキープできている人もいますし、深く落ち込んでしまっている人もいます。そして、後でくわしく述べますが、**病気になるかならないか、パフォーマンスの結果を出せるか出せないかは、すべて副交感神経のレベルに左右されている**と言っても過言ではないのです。

それでは、副交感神経のレベルに差がついてしまう原因はいったい何なのでしょう。みなさん、おわかりですか?

それは、1日1日、交感神経の高ぶりを落ち着かせて、きちんとリセットしているかどうか。**1日の終わりに、交感神経優位の状態から副交感神経優位の状態へしっかりモードを切り替えているかどうかで、長期的には副交感神経レベルに大きな差がついてくる**ことになるのです。

日記には、副交感神経の働きを高めて、自律神経のバランスを整える効果があります。これをやっているかどうかで、副交感神経レベルに差がつき、自律神経が十分力を発揮できるようにすることができるわけですね。

つまり、乱れに乱れて帰ってきて〝さあ今日も1日が終わった〟というときにリカバリーショットを打っているかどうか。打っておかないと、また悪い流れで朝を迎えることになってしまいます。でも、3行日記で日々リカバリーショットを打っていれば、乱れたバランスを修復して流れをいいほうへ引き戻していくことができるのです。

1日のうちで
健康にとっていちばん重要な時間は、
寝る前である

自律神経は、寝る前に切り替えなければならない

朝、目が覚《さ》め、日中は盛んに活動して、夕方暗くなってくれば寝ぐらに帰り、夜はぐっすり休む――。

人間は、およそ200万年もの間、こういう生活リズムを繰り返して日々を送ってきました。現代の私たちにも、遺伝子の奥深くにこのパターンの生活リズムが刻み込まれています。

ではみなさん、この朝から夜までの生活時間のなかで、いちばん健康に重要なのはいつだと思いますか？

私は**「1日の終わりに〝ああ、今日も終わったなあ〟とひと息つくタイミング」がいちばん重要**だと考えています。なぜなら、自律神経が切り替わる時間帯だから。

健康な人の自律神経は1日のうちで変動しています。これは、昼間はアクティブ・モード（交感神経優位）だったのが、夜はリラックス・モード（副交感神経優位）へシフトするということ。自律神経は、日中は交感神経が若干優位に、夜は副交感神経が若干優位になります。そうやって昼夜で優先モードを変えることによって、日中は活発に活動するのに適した体内環境をつくり、夜は静かに休息する（就寝する）のに適した体内環境をつくっているわけです。

そして、この優先モードが切り替わる時間が、ちょうど〝1日の終わりにひと息つくタイミング〟なのです。

自律神経の健康は、この切り替わる時間帯をどのように過ごすかによって決まってくると言っても過言ではありません。もっと言えば、この時間帯に日記に向かっていれば、アクティブ・モードをリラックス・モードへすみやかに移行でき、自律神経のコンディションをよりよい状態にキープしていくことができるのです。

先に述べたように、副交感神経は加齢とともに低下します。中年をすぎれば男女とも働きがガクンと落ちて、結果、体調不良や病気などのトラブルへとつながっていくようになります。

副交感神経の働きを落とす要因にはいろいろありますが、なかでも**特にいけないのが、日中の交感神経優位の状態を切り替えずに1日を終え、そのままの状態で寝てしまう習慣**

です。たとえば夜遅くまで残業をして、家に帰ったら即ベッドへ直行というパターン。これがもっとも副交感神経の働きを落として交感神経一辺倒になる生活パターンだと言えるでしょう。

また、たとえ日が暮れて家に帰ってフツーに家族とごはんを食べたりテレビを観たりというパターンの生活をしていたとしても、これではあまり切り替えになっていません。まあ、「帰宅して即ベッドへ直行」よりはだいぶマシですが、家族団らんやテレビ視聴などでくつろいでいるつもりになっていても、心身は休んでいるようでいて休めていないことが多いのです。

こういうときの心身は、日が暮れて夜になっているとはいえ**日中の興奮モードをまだ引きずっていて、交感神経が優位になっています。**体は血流が悪く、呼吸も荒く、気持ちもささくれだってピリピリした感じがおさまっていないことが多いのです。そのまま睡眠へ移行してしまえば、よく寝つけなかったり睡眠が浅くなったりして、十分に心身を休められないことになるでしょう。こうしたパターンが長引けば、心身の疲労が回復せず、体調不良や疲労感を訴えることになりかねません。

すなわち、〝1日の終わりにひと息つくタイミング〟で自律神経モードの切り替えをしていないと、バランスの修正ができないまま、どんどん悪いサイクルにハマっていってしまいかねないのです。

3行日記が自律神経の「切り替えスイッチ」になる

でも、これが3行日記をつけるだけでまったく変わってくるのです。

そもそも**自律神経というものは、「がんばって」切り替えられる性質のものではありません。**みなさんも経験があると思いますが、なかなか寝つけないときに〝眠らなきゃ、眠らなきゃ〟と思い続けていると、ますます眠れなくなってくるもの。それと同じで、〝交感神経を落ちつけなきゃ〟〝もっと気持ちをリラックスさせなきゃ〟などと「がんばって」モードを切り替えようとしていると、よけい力が入ってますます神経が高ぶってしまう傾向があるのです。

ではどうすればいいのかというと、特定の「行動」に訴えるほうが切り替わりやすいのです。すなわち、日記を開いてペンを落とすと、スッと心身の力が抜けて、瞬間的に副交感神経が優位になるんですね。これがパソコンで日記をつけるのが、ダメな理由のひとつです。液晶の画面をじっと見ていたら神経が高ぶってしまい、効果が出ません。

私は「日記をつける」という行動は、**1日の生活リズムをオンからオフに切り替えるスイッチ**のようなものだと考えています。人間の心身は、わりと「スイッチ」を入れたり消したりすることで〝その気になる〟ようにできています。

たとえば、始業ベルが鳴れば〝さあ、仕事をがんばるぞ〟という気になって体に力が入るし、終業ベルが鳴れば〝ふう、やっと終わったか〟という気持ちになって体の力が抜けます。これは「ベル」というスイッチのオン／オフに合わせて、私たちの心と体が反応しているようなものです。

日記もそれと同じ。つまり、「1日の終業ベル」と同じような役割を「日記」が果たしていることになります。日記に向かって「1日を振り返る」という整理行動を行なうことがスイッチになって、交感神経モードを副交感神経モードへと切り替えてくれるわけですね。

それに、後でくわしくご説明しますが、**日記を書くとたんに心身が落ち着くのは、呼吸が整うから**です。呼吸と自律神経は非常に密接な間柄にあり、ゆったりとした呼吸に切り替わると、自律神経も自動的に副交感神経優位のモードに切り替わるようになっています。すなわち、日記を書くことによって呼吸が整い、呼吸がゆったりすることによって副交感神経が優位になり、それによって体と心が細胞レベルでゆっくりできるリラックス・モードにシフトしていくことになるわけです。

リラックス・モードに移行すると、体中の血行がよくなり、筋肉が弛緩《しかん》して、細胞に新鮮な血液が行き渡るようになります。そういう状態で睡眠に移行すると、脳においても体においても疲労物質が代謝《たいしゃ》され、心身の疲れがすっきり解消されるようになります。もちろんぐっすり眠ることができるし、明日という日を万全のコンディションで迎えることができるようにもなります。

そういう日々が続けば、着実に自律神経バランスがよくなっていくし、高いレベルで副交感神経をキープできるようになっていくでしょう。

寝る前の絶好のチャンスを逃さない

私は、3行日記に向かうひと時は、自分の心と体に向き合うことのできるかけがえのない時間だと思っています。

この時間は、1日のなかで唯一、誰にも邪魔されることのない「自分だけの時間」です。他の時間は、そばに同僚や友人や家族がいて、なかなか自分のことだけに没頭することができません。読書をしていても趣味に興じていても、それは楽しむための時間であり、自分を振り返る時間とは違います。でも、日記に向かう時間だけは、自分のために費やす「本当の自分の時間」なのです。

繰り返しますが、〝1日の終わりにホッとひと息つくタイミング〟は、人間の健康にとっていちばん重要な時間帯です。私は、この**自律神経モードが切り替わる時間帯に、たとえわずかでも「自分だけの時間」「1日を振り返る時間」を持つことが重要だ**と考えています。

1日の終わりは、本当に「ここしかない」という切り替えの絶好のチャンス。他の時間帯に日記に向かうのではほとんど意味がありません。この時間このタイミングに「日記というスイッチ」に向かっていることが大切なのです。

ぜひみなさんも、このチャンスを逃さないようにしてください。1日1日、このタイミングで「切り替えスイッチ」を押すようにしていけば、いずれ、健康はもちろん、仕事や人生の流れも、よりよい方向へ切り替えられるようになっていくことでしょう。

書くこと＝意識化すること、
だから自律神経の力を
最大限に引き出せる

日記とは、日々無意識に流してしまっていることを「意識化」する作業

みなさんは毎日通っている駅の改札付近の通路に、どんなポスターが貼られているかを思い出すことができますか？　おそらく、たいていの方は素通りしてしまっていて覚えていないのではないでしょうか。

それは、**意識をしていないから覚えていない**のです。

次の機会に改札を通るとき、ポスターに注意を向けてみてください。そうやって意識をすれば、そのポスターが目に入り、頭に入ってきます。〝そっか、ディズニーランドのポスターだっけ〟とか〝ああ、近くの大学のポスターが貼ってあったんだ〟のように、みなさんの脳に記憶されることでしょう。

このように、意識するとしないでは大違いなのです。

私たちは、日常の活動のかなりの部分を無意識によって動かされています。日々そうやって動かされていますから、はっきり意識して目で見ない限り、自分のすぐ隣に何があったのかさえ覚えていません。駅のポスターと同じように、日常の多くの情報は右から左へ

とスルーされてしまっているのです。

まして、頭の中であれこれ考えていることなど、ほとんどすべては素通りさせてしまっているようなものです。意識しないまま素通りさせてしまったもののなかには、「自分にとって大切な情報」や「記憶にとどめておくべき考え」もあったかもしれません。それなのに、もったいないことに、必要なものも必要でないものも、毎日どんどんスルーして忘《ぼう》却《きゃく》の彼方《かなた》へ消し去ってしまっているわけです。

なぜ、意識化することで副交感神経が優位になるのか

日記をつけるためには、その日1日にあった楽しいことや嫌なことを思い返し、そのときの情景や感情を思い出します。そして文章にするとき、私たちはその出来事を、いま一度、客観的に見ようとしているはずです。

このように日記をつけるために「意識をすること」で、その日の出来事に対して冷静になり、ゆとりができる。つまり、**日記を書くことで安心することができ、副交感神経優位の状態に自分を持っていくことができる**のです。

さらに「意識をすること」によって必要な物事をインプットしていくことができます。日々素通りさせてしまいしがちな「大切な情報」や「記憶しておきたい考え」を、1日1日〝止めて〟すくい取っていくことができるのです。

じつは、日記に書き落とした文字は、強く意識に残ります。

言ってみれば、日記を書くという行為は、1日に経験したことや頭の中で考えたことの「見える化」作業のようなもの。日中の活動で記憶に残ったものを書き出して、目で見えるかたちに変換していくわけです。

文字というかたちになって目に入ると、その情報はしっかりと意識されて、記憶に深くインプットされます。それまで頭の中を漂《ただよ》っていたもやもやとした考えも、見える化されることによって「意識化」されたということです。

もし、日記をつけていなければ、その考えは何ら顧《かえり》みられることなく、無意識のうちに消し去られていたことでしょう。でも、文字という見えるかたちにしたことによって、無意識を意識化することができたわけです。

つまり、**3行日記は、日々無意識のうちに流してしまいがちなものを意識化していくメ**

ソッドであると言ってもいいでしょう。
そして、じつは、**自律神経というものは、こういうふうに日々の無意識の行動や考えを「意識化」していくことによってこそ力を発揮する**ものなのです。

意識化で自律神経を〝その気〟にさせることができる

少々理屈っぽくなってしまいましたが、例を挙げて説明することにしましょう。

たとえば、「夢や目標、願い事を文字に書き落とすと、そのことが実現する確率が高まる」ということがあります。本田圭佑選手も、イチロー選手も、石川遼選手も、小学校の卒業文集に書いた「将来の夢」を叶えています。

文字という見えるかたちにすると、自分の目指すべき方向性がしっかりと意識され、目標実現に向けてのモチベーションが高まって、それが練習や勉強などの日々の行動に結びつくようになっていくのです。それによって、頭の中で思っていることや願っていることがどんどん「実現のレール」に乗りやすくなるわけです。

要するにこれは、**文字となって意識化されたことによって、自律神経が〝その気〟にな**

ったということなのです。

自分の手で書き落とされ、自分の目で確認された情報は、脳にインプットされるとともに、自律神経にもしっかりインプットされます。そして、〝**こうしたい**〟〝**こうなりたい**〟**といった目標が自律神経にインプットされると、日々の行動も〝それに沿ったかたちで〟動き出すようになる**のです。

これはいわば、自律神経が〝方向づけ〟されたようなもの。自律神経は日々の無意識の行動を支配してコントロールしているわけですから、〝おぉ、そうか、こういう方向へ行きたいんだな〟ということがわかると、そのコントロールも〝無意識のうちに〟その行きたい方向に沿って動き始めるようになるものなのです。

頭の中だけで「なんとなく思っている」だけでは何も変わりません。でも、思っていることを書き落としてそれが意識されると、進むべき方向が見え、自然に手足がそっちへ向けて引っ張られていくようになります。日記でしっかり〝意識づけ〟されて自律神経が〝方向づけ〟されると、心も体も〝その気〟になって実現へと邁進していくようになるわけです。

「自律神経の力を引き出す」というのは、まさにこういうこと。**毎日の日記で自分の思い**

や考えを文字にして意識化していると、自律神経の力が引き出されて自己実現力が大きく高まるのです。

普段からこういう〝意識づけ〟〝方向づけ〟をしている人としていない人とでは、いろいろな物事の実現性にかなり大きな差がついていくと思いませんか?


ところで、「意識をする」ということの重要性をわかっていただいたところで、みなさんにひとつ質問があります。

健康の実現にしても、夢や目標の実現にしても、物事の実現性を高めていくには、まずは自律神経を〝その気〟にさせなくてはなりません。ではみなさん、自律神経を〝その気〟にさせるには、どんな文を書いて意識づけをするのが、いちばん効果があがると思いますか?

じつは、**短くてシンプルな言葉のほうが意識に深く刻み込まれる**のです。

だらだらと長く書いてはあまり意識に残りません。意識づけには、ズバッと核心をつくような短い言葉のほうが向いています。

そこで、「3行」という基本設定が生きてくるわけです。

私はこの**「3行日記」のかたちこそが、自律神経の力を最大に引き出す黄金律**だと思っています。

長年にわたっていろいろなパターンを試行錯誤してきましたが、**自律神経を〝その気〟にさせるのには、この「3つのテーマを1行ずつ、計3行でまとめる」というかたちがいちばんいい。**これ以上多すぎても、これ以上少なすぎても効果は減ってしまうのです。

ぜひみなさん、1日1日しっかり意識づけをして、日々流してしまいがちだった大事なことを自律神経に刻み込んでいってください。

駅のポスターと同じように、意識をしていると、それまで見えていなかったものが見えてくるようになります。そうすれば、いろんなことが変わってくるはず。

本田圭佑選手たちの文集ではありませんが、本当に、意識づけを徹底するだけで人は大きく変わるし、人生を大きく変えていけるようになるものなのです。

すべての病気は、
自律神経のバランスの乱れが
原因である

自律神経のバランスが崩れると「血管系のトラブル」につながる

誰だって病気になんかなりたくはありません。〝できることなら、病気に悩まされることなく、健康なまま長生きして自分の一生をまっとうしたい〟と、みなさんもきっとそう願っていることでしょう。

でも、みなさんはひょっとして「病気でないこと＝健康」だと思ってはいませんか？

私はちょっと違う考えです。

もし「病気でないこと＝健康」であるなら、体調がすぐれなくても、体が重く感じていても、〝まあ、特に病気というわけじゃないから、健康ということでいいか〟ということになってしまいます。

しかし、「本当の健康」というのは、そんなレベルではないと思うのです。

私の考える「本当の健康」とは、**「質のいい血液が全身のすみずみに行き渡り、60兆個の細胞のひとつひとつにまで届いている状態」**です。こういう状態であれば、疲れが抜けないことも、体調がすぐれないことも、体が重く感じることもありません。もちろん病気になることもないでしょう。そして、この状態を自分のものにして、いかに長くキープしていけるか。これを実現できる人こそが、本当の意味で「健康で長生きできる人」と言えるのだと思います。

そして、自律神経が高いレベルで安定していれば、まさにこれを実現することが可能となるのです。

ここは、少しくわしく解説しておくことにしましょう。

そもそも、健康な人が病気になる原因は、大きく見てふたつしかありません。ひとつの原因は「血管系のトラブル」であり、もうひとつの原因は「免疫系のトラブル」です。これら血管系と免疫系は、両者とも自律神経のさじ加減によってコントロールされています。

血管系からご説明しましょう。

血流の悪さ――それは万病の元です。

血流が悪くなると、体のすみずみに血液が行き渡らなくなり、細胞が十分な酸素と栄養を得られなくなります。すると、全身のさまざまな器官において細胞の働きが低下します。そして、じつにさまざまなトラブルが引き起こされることになります。

たとえば、皮膚細胞への血流が不足すれば、顔色が悪くなったり肌荒れを起こしやすくなったりしますし、足への血流が悪くなれば、足先が冷えたりむくんだりするようになります。臓器だって一緒です。胃腸の血流が悪くなれば、胃腸トラブルを起こしやすくなりますし、肝臓や肺、腎臓、子宮や卵巣だって、血流が悪くなれば働きが落ちて病気やトラブルを起こしやすくなります。

それに、血流が悪くなると、脳や心臓などの細い血管に血栓というかたまりができやすくなります。よく知られるように、この血栓は、大きくなると血液の通り道を塞《ふさ》いでしまい、脳梗塞や心筋梗塞などの怖い病気を引き起こすことになります。「血流の悪さ」を甘く見て放っておくと、体調不良どころか、とんでもない病気に見舞われかねないわけです。

血流は、自律神経のバランスが崩れるととたんに悪くなります。

とりわけ問題が多いのは、交感神経が過剰なまでに優位になっているときです。先にも述べたように、**ストレスや緊張によって交感神経が優位になると、血管が収縮してキュッと締まり、血圧が上がり、体内に充分な量の血液がめぐらなくなってしまいます。**これは、水を撒《ま》くときにホースの先端を指先でギュッとつまんだ状態と似ています。ホースをつまむと水圧が上がって水の勢いは増しますが、ホースが細くなる分、流れる水量は少なくなってしまいます。交感神経が過剰に優位になっているときの血管ではこれと同じことが起こっているわけです。

なお、このように血管が収縮した状態が続くと、血管がたいへん傷みやすくなります。細くなった血管に高い圧が加わり続けるために、血管の内壁が傷ついてしまうのです。こうした状態が何年、何十年と続けば、内壁の傷にコレステロールなどがたまり、血管が硬直しやすくなり、動脈硬化のリスクを高めることへとつながってしまいます。

それに、血管が傷んでくると、糖尿病も進みやすくなります。糖尿病は全身の血管がもろくなる病気のようなもので、血管の過剰収縮によって内皮細胞（最内層にある細胞）が傷つくとたいへん進みやすくなってしまうのです。

ですから、普段から交感神経を過剰に緊張させ続けるような生活を送っていると、ろくなことが起こりません。血流は悪くなるし、血栓はできやすくなるし、血管もボロボロになってしまう……。**いつも交感神経ばかりピリピリさせているのは、まさに、病気の元をつくっているようなもの**と言えるでしょう。現代のストレス社会では交感神経が過剰に優位になっている人が大多数を占めていますから、〝自分も交感神経一辺倒の生活で、だいぶ血流が悪くなっているだろう〟と思い当たる人は、一にも二にも自律神経のバランスを整えることに努めるべきです。

もっとも、ひとつ注意しておくと、副交感神経ばかりが過剰に優位になっても血流は悪くなります。副交感神経があまりに優位になりすぎると、今度は血管が拡張して多くの血液がゆるやかに流れるようになってしまい、血流が滞《とどこお》りがちになってしまうのです。

川の流れにたとえれば、あまりに急流すぎても、あまりにゆったり流れすぎてもダメだということ。比較をすれば、急流すぎ、忙しすぎの人のほうが目立ってトラブルを招きやすいのですが、リラックスのしすぎもよくありません。

血流にとって大切なのはあくまでバランス。**交感神経と副交感神経のバランスが高いレベルで保たれていてこそ、「質のいい血液が全身のすみずみの細胞にまで行き渡る状態」を実現することができる**のです。

免疫システムにも自律神経が大きく影響している

次は、もうひとつの原因、「免疫系トラブル」についてご説明しましょう。

免疫系は、私たちの体を病気から守ってくれているシステムです。免疫力が低いと風邪やインフルエンザなどに感染しやすくなりますが、免疫力が高ければ、たとえこうした感染症の細菌やウイルスが体内に侵入したとしても、発病することはありません。それは、体内に侵入した細菌やウイルスを、免疫細胞がやっつけてくれているからです。

また、こうした免疫細胞は、体外からの侵入者だけでなく、体内で生じる〝異物〟に対しても目を光らせてやっつけようとしています。その代表が「がん細胞」です。

がんは決して特別な病気ではありません。

誤解を恐れずに言えば、がん細胞など、誰にだってあります。健康な人の体内でも、日々たくさんのがん細胞が生まれているのです。それなのに私たちががんという病気にならずに済んでいるのは、免疫細胞がせっせとがん細胞をやっつけてくれているおかげです。ですから、**がんや感染症を防ぐには、いつも免疫力を高くキープしておくことが、もっとも効果的な手段だ**ということになります。

そして、じつはこうした**免疫を担う免疫細胞の増減にも、自律神経のバランスが深く関係しているの**です。

そもそも、免疫システムの主役となっているのは血液中の「白血球」という細胞です。白血球には、大きく分けて「顆粒球」「リンパ球」「マクロファージ」の3種類があり、このうち、顆粒球とリンパ球のふたつが自律神経のバランスによって常に増減しているのです。

交感神経が優位になっているときに増えてくるのが顆粒球。顆粒球は白血球全体の60パーセントを占め、活性酸素などを武器にして、比較的大きな細菌を処理する役割を担っています。自律神経のバランスが保たれていれば、顆粒球はたいへん頼もしい働きをしてくれます。ケガなどをしたとき、傷口で盛んにばい菌と闘っているのも顆粒球であり、彼らのおかげでばい菌が体内に侵入せずに済んでいるのです。

しかし、交感神経が過剰に優位な状態が続くと事情が変わってきます。**交感神経の緊張が続いて顆粒球が増えすぎると、顆粒球が体内の有用な常在菌をも攻撃してしまい、かえって免疫力を下げてしまう**ことになるのです。これにより、炎症性の病気などを起こしやすくなります。

また、顆粒球は死ぬときに、武器として持っていた活性酸素をばらまいて、細胞を盛んに傷つけます。これにより、がん細胞が発生しやすくなってしまうのです。つまり、いつも交感神経ばかりを過剰に緊張させていると、顆粒球がたくさん増加しすぎて、がんなどの病気にかかりやすい状態になってしまうわけです。

一方、副交感神経が優位になってくるときに増えてくるのがリンパ球です。

リンパ球は白血球のうちの35パーセントを占めています。そして、顆粒球が対応しきれないようなウイルスなどの小さな異物を処理しています。風邪やインフルエンザなどのウイルスから体を守ってくれているのは、ひとえにリンパ球の活躍のおかげと言っていいでしょう。

ただ、こちらも自律神経バランスがうまく保たれているときはいいのですが、あまりに副交感神経が優位になりすぎてくると問題が起こることになります。**副交感神経が一方的に過剰になると、リンパ球が増えすぎてしまい、異物に対して過敏に反応するようになって、アレルギーなどの病気が起こりやすくなる**のです。すなわち、あまりにのんびりしすぎて副交感神経ばかりが突出してくると、やはり免疫力を落とす結果になってしまうわけですね。

要するに、**免疫というシステムは、自律神経のバランスがいいときはすばらしい力を発**

揮してくれるものの、バランスが崩れると、逆に体に牙を剥《む》くような事態を引き起こすのです。「諸刃《もろは》の剣《つるぎ》」というのは、まさにこういうことを言うのでしょう。

がんも感染症も脳梗塞も……万病は自律神経の乱れからやってくる

さて、ちょっと説明が長くなってしまいましたが、ここでもう一度、振り返っておきましょう。

みなさん、病気を引き起こす二大原因「血管系のトラブル」と「免疫系のトラブル」の共通項がおわかりいただけましたか？

そうです。血管系の場合も、免疫系の場合も、病気をもたらすそもそものきっかけは「自律神経のバランスの乱れ」にあるのです。

だから、病気は自律神経の乱れからやってくると言っていい。がんも、感染症も、脳梗塞や心筋梗塞も、動脈硬化も、糖尿病も、アレルギーも、胃腸などの内臓の病気も、肌荒れや便秘や冷え性も……、元をただせば、どれもこれも「自律神経のバランスの乱れ」から来ているのです。

それでは、病気にならないために、本当の健康を実現するために、いちばんに取り組まねばならないことは何なのか。

みなさん、もうおわかりですね。

そう、1日1日、**自律神経のバランスを整えていくことが肝心**であり、そのためにもっとも有効で、もっとも手軽な手段が「日記」であるわけです。

私は、これを習慣にしている人としていない人とでは、「健康のレベル」に非常に大きな差がつくと考えています。

おそらく、〝いつも調子がいいとは言えないけど、とりあえず病気ではないから、まぁ、いいか〟というレベルの健康であれば、日々、食事や睡眠などの生活習慣に気をつけて、ストレスをため込まないようにしていれば、そこそこ達成できるでしょう。でも、その程度の健康レベルで満足していたら、ゆくゆくは困ったことになるかもしれません。病気や不調のトラブルは、この先の人生のどこで待ち受けているかわからないのです。

しかし、日記をつけて自律神経をコントロールしていきさえすれば、「本当の健康」を手に入れることは充分可能なのです。

いま一度申し上げますが、「本当の健康」とは、「質のいい血液が全身のすみずみに行き渡り、60兆個の細胞のひとつひとつにまで届いている状態」です。この状態を維持していれば、血管系のトラブルも免疫系のトラブルも滅多に起こりません、血流が健やかに行き渡っていれば、血管もしなやかで若々しい状態をキープできますし、免疫もハイレベルな状態をキープできます。

すなわち、1日1日、バランスを整えて自律神経をコントロールしていけば、こうした状態を保ち、最高レベルの健康を実現していくことができるのです。

みなさんもこういうハイレベルの健康を自分の手でつかんでみませんか？　そして、レベルの高い次元で「病気にならない人生」「健康で長生きできる人生」をつかんでいこうではありませんか。

手書き文字は
自律神経のバランスをあらわす鏡、
だから3行日記は手書きでする

「手書きで文字を書く」行為に秘められたすばらしい効果

最近、「写経」が若者に静かなブームになっているそうです。般若心経《はんにゃしんぎょう》などの経典をひたすら書き写していく、あの写経です。

なぜいま、写経なのか?

私の患者さんにもやってらっしゃる方がいるのですが、好きな理由を聞くと、「一文字一文字静かに向き合って書いていると、心が整うし、集中力も高まってくるから」なのだそうです。

この患者さんの言葉は、「文字を書く」という行為の持つ効果をとてもよく表していると思います。

黙々と目の前の文字にだけ集中して書いていくひと時は、慌ただしい日常生活とはかけ離れた時間です。普段から、1日のなかでそういう「文字を書く時間」を設けていると、筆を持っただけでスッと気持ちが静かになります。まさに、**「書く」という行為と向かい合うことによって精神が研《と》ぎ澄《す》まされ、心と体が整えられていく**のです。

じつは、「日記」にもこれと同じ効果があります。ここでは、こうした「書く力」について見ていくことにしましょう。

みなさんのなかには〝そう言えば、このところ手書きで文字を書いていないな〟という人も少なくないのではないでしょうか。

いまや、ちょっとした連絡や手紙はもちろん、資料作成やスケジュール管理まで、何でもパソコンやスマホで済ますことのできる時代です。手書きで文字を書く機会自体がほとんどなくなってきましたよね。

でも、私は、手紙や年賀状はできるだけ手書きにこだわっていこうと努めています。特に、3行日記に関しては、「絶対に手書きでなければならない」というこだわりを持っています。

なぜなら、**手書きで文字を書くという行為にはすばらしい効果が秘められている**から。

たしかにパソコンのワープロのほうが手早く書けるし便利ではあります。しかし、ワープロばかりに頼っていると、「手書きのすばらしい効果」を享受できずに、かえって損をしてしまうのではないでしょうか。

たとえば、みなさんは色紙や短冊《たんざく》に目標を書いたり、神社の絵馬に願い事を書いたりするとき、手書きとワープロのどっちを選びますか？

「合格祈願！」
「健康な赤ちゃんが授かりますように」
「今年こそ、○○の資格を取る！」
「大人になったら、プロサッカー選手になる」

当然、手書きですよね。手書き文字だと、その人の思いや願う力がグッと込められます。それに、こういう目標や願い事は、手書きじゃないとご利益が得られない感じがしませんか？

日本人は、古くから季節の節目節目で願い事や目標を紙に書き記してきました。新年の書き初めや年賀状はもちろん、七夕《たなばた》の短冊も、小学校の卒業文集などもそうですが、節目を迎えるたびに自分のなかの「こうなりたい」「こういう方向へ行きたい」という気持ちを文字にして表明してきたのです。言ってみれば、その時点での自分のなかの夢や目標を紙に書いて、願いを文字に託してきたわけです。

私は、こういうふうに夢や目標、願い事を紙に書き落とすと、実際にそのことが叶う確率がグッと高まると思っています。

自分の手で書き落とされた文字は、私たちの意識に強烈にインプットされます。すると、**〝あの夢を実現させよう〟〝あの目標を守ろう〟といったモチベーションが高まって、それが日々の行動に結びつくようになっていく**のです。要するに、紙に書き落とすと、自分が目指すべき方向が明らかになり、頭の中で思っていることや願っていることが、「実現のレール」に乗りやすくなるわけです。

たとえば、サッカーの本田圭佑選手が小学校の卒業文集「将来の夢」に、「ぼくは外国から呼ばれてヨーロッパのセリエAに入団します。そしてレギュラーになって10番で活躍します」と書いていたのは有名な話です。現在のACミランでの活躍はご存じの通りであり、書き落とした夢を実現したことになります。

また、同じように、野球のイチロー選手も、ゴルフの石川遼選手も、同じように将来はプロとして活躍するということを小学校の文集に書いています。彼らのような超一流のアスリートは、「文字には夢や目標に近づく力が宿っている」ということを若い時分から経験的に知っていて、その力を生かしてきたのかもしれません。

とにかく、頭の中だけで「なんとなく思っている」だけでは何も変わりません。しかし、**書いて〝文字というカタチ〟にしてみると、いろんなことが明らかになるし、いろんなことが変わってくる**のです。だから、自分の頭の中の「もっとこうしたい」「ああいうふうになりたい」といったもやもやとした気持ちは、どんどん書き落として〝文字というカタチ〟にしていくことです。

おそらく、みなさんのなかにもそういう気持ちがいろいろとおありでしょう。1日1日、3行の日記に書き落としていけば、きっとみなさんの頭の中のいろいろな思いや考えも〝実現〟に向けて動き出すのではないでしょうか。

文字の乱れは自律神経の乱れ

それと、**手書きで文字を書くときは、ゆっくり、ていねいに書く**ことが大事です。

みなさんは「文は人なり」という格言があるのをご存じですか。

これは「文章には、それを書いた人物の人となりが表れる」という意味なのですが、私は、書いた文字ひとつひとつにも、その人の個性や性格傾向がてきめんに反映されると思っています。よく、繊細で几帳面な性格の人は、小さな文字をちまちま連ねて書きますし、おおらかで細かいことを気にしない人は、文字も大きくのびのびしていたりするものですよね。

それだけではありません。**文字には、そのときそのときの気分や心の状態も如実に反映される**のです。忙しくて気持ちに余裕がないときは、字も余裕のないものになりますし、投げやりな気分になっているときは、字も投げやりな感じになります。ガチガチに緊張しているときには、字にもその緊張が表れます。

私はもう10年以上も3行日記をつけているのですが、過去の日記をめくって文字が乱れているところを見ると、〝ああ、この頃は学会で忙しくて、めちゃくちゃ疲れていたんだなあ〟とか〝そうか、これを書いたときは風邪をひいて熱があったんだっけ〟といった当時の様子がすぐに目に浮かびます。心や体が乱れているときは、書いた文字も乱れてしまうものなんですね。

じつは、こういう**文字の乱れ具合は、そのものズバリ「自律神経の状態」を表しているの**です。

忙しいときこそ、ゆっくり、ていねいに書く

字が乱れているときは、心と体に余裕がなく、自律神経が乱れている証拠。反対に、字がていねいに書かれているときは、心と体が落ち着いていて、自律神経が安定している証拠です。

3行日記では、字のうまいヘタはあまり関係ありません。むしろ、ゆっくりと、ていねいに書かれているかどうかが大事です。ゆっくりていねいに書いても、手早く乱暴に書いても、かかる時間はそう変わりません。せいぜい数秒程度の違いでしょう。でも、自律神経が乱れていて心身に余裕がないときは、ついつい気がせいて乱雑に書いてしまうものなのです。

だから、**忙しいときや余裕のないときこそ、文字はゆっくり、ていねいに書き落としていくべき。**また、そういうときに、意識的にゆっくり、ていねいに書くようにすれば、「書く」ことで心身を落ち着かせ、自律神経を整えていくことができるのです。

ここでちょっと、私の体験をご紹介しておきましょう。

私は30代の頃にイギリスの病院に勤めていた時期があるのですが、そこでマーク・ストリンガーというたいへん優秀な外科医に出会いました。

外科医が忙しいのは、日本もイギリスも同じです。とりわけ、腕のいい外科医となると、常にひっぱりだこの殺人的スケジュールをこなさなくてはならなくなります。マークも、そういう激務を日常としているひとりでした。

ところが、どんなに忙しく慌ただしいときでも、彼はいつも穏やかに落ち着いていて、いつ話しかけてもにこやかで余裕のある応対で迎えてくれるのです。もし私がマークの立場だったら、きっと、あまりの忙しさに目の色を変え、誰も話しかけてくれるなといったピリピリとした雰囲気を発していたことでしょう。それで私は、〝どうしてマークはいつもあんなに穏やかでいられるんだろう〟と、かねてから不思議に思っていたのです。

でも、ある日、彼の書いたカルテを見て、私はすべて納得がいきました。

なぜなら、そこには、一文字一文字、ゆっくりとていねいに書かれたアルファベットが整然と並んでいたからです。

だいたい、医者の書くカルテと言えば、読めるか読めないかというくらいの乱雑な文字で書き殴ってあることが多いものなのですが、マークのカルテはまったく違いました。私は、〝これこそ、マークがいつも穏やかでいられる秘訣《ひけつ》だったんだ〟と思い、以来、自分も〝忙しいときこそ、ゆっくり、ていねいに文字を書こう〟と心がけるようになったというわけです。

そして、そのノウハウが3行日記に生かされているのです。

いまの私は、手書きで日記に書き落としていく文字は、自分の「分身」のようなものだと思っていて、いつも一文字一文字、ゆっくり、ていねいに、気持ちを込めて書き落としていくようにしています。

まさに、般若心経の写経と一緒です。ゆっくり、ていねいに、気持ちを込めて書かれた文字には〝力〟が宿ります。こうした書き方を習慣にしていると、毎日どんなに忙しい日々を送っていても、日記にペンを落とした瞬間に呼吸が安定し、心身がスッと落ち着いて、自律神経のバランスが整うようになるのです。

みなさんも、いかがでしょうか。近頃は、手書きで文字を書く機会がめっきり少なくなってきましたが、日々こういう「すばらしい力」を使わないままでいるのは、本当にもったいないことだとは思いませんか?

3行日記には
呼吸を整える力がある

自律神経をコントロールしたいなら、呼吸を変えるのが近道

日記をつけると、どうして自律神経のバランスが整うのか、その理由をひと言で述べなさい――。

もし、こう問われたら、私は**「呼吸が整うから」**と答えます。

般若心経の写経と一緒で、日記に向かって、ゆっくり、ていねいに文字を書き落とすと、スッと心身が落ち着いていきます。これは、自律神経が「交感神経優位モード」から「副交感神経優位モード」へと切り替わったという証拠。そして、こういうすみやかなモード・チェンジができるのも、呼吸が整うからなのです。

自律神経と呼吸は、切っても切れない深い関係で結ばれています。

そもそも、呼吸をコントロールしているのが自律神経です。アクセル（交感神経）が踏み込まれているときには呼吸を速くし、ブレーキ（副交感神経）がかかっているときには呼吸をゆっくりにして、自律神経は四六時中いつも呼吸をコントロールしています。それ

に眠っている間に呼吸が続いているのも自律神経のおかげです。自律神経と呼吸は、常に足並みをそろえて心身の恒常バランスを維持していて、ほとんど一心同体のように働いているといっていいでしょう。

このようにお互いに固い絆《きずな》で結ばれているため、自律神経と呼吸は「**どちらか一方を変化させると、もう一方も変化する**」という関係で動いています。要するにこれは、**意識的に呼吸を変えれば、自律神経を変化させてバランスを整えていくことができる**ということ。だから、自律神経をコントロールするには、呼吸をコントロールするのがいちばん手っ取り早い方法と言えるのです。

たとえば、大きく深呼吸をすると落ち着くのは、深く息をすることによって多くの酸素が入ってきて、副交感神経が刺激されるからです。副交感神経が刺激されると、血管が開いて体の末梢《まっしょう》の血流がよくなります。すると、脳の血行もよくなり体の筋肉も弛緩《しかん》して、心身がリラックス・モードに移行するわけです。このため、緊張しているときや焦っているときは、意識的にゆったりした深い呼吸をすればリラックスできるということになります。

逆に、速くて浅い呼吸は、血管を収縮させて交感神経を優位にします。このため、なかなかやる気が出ないようなときは、意識的に速くて浅い呼吸をすれば、心身をアクティブ・モードに移行させていくこともできるということになります。

こうした関係をまとめると、次のようになります。

・**速くて浅い呼吸**↓体が酸素不足を感じる↓血管が収縮して交感神経優位になる↓末梢の血流が悪くなる↓**心身が緊張してアクティブ・モードになる**

・**ゆったりとした深い呼吸**↓体に多くの酸素が入る↓血管が拡張して副交感神経優位になる↓末梢の血流がよくなる↓**心身の緊張がとれてリラックス・モードになる**

このように、呼吸を変えるだけで、自律神経のモードも心身のモードも大きく変わるわけです。ただし、こうした呼吸によるモード・チェンジは、交感神経が上下するのではなく、副交感神経の上下によってバランス調整がなされていることがわかっています。

ですから、**自律神経をうまくコントロールしていきたいのであれば、「ゆったりした深い呼吸」で副交感神経を刺激していく**のが「もっとも順当で確実な方法」であるということになります。心を落ち着かせたいときや体の緊張をとりたいときに、大きく深呼吸をしたり、気持ちを静かにして息をゆっくり整えたりするのには、たいへん深い意味があったわけですね。

呼吸を止めると、一瞬で末梢の血流が悪くなる！

ところで、5年ほど前、私は研究室に「ドップラー」という血流測定機器を導入しました。ご存じの方も多いと思いますが、これは体の末梢の血流量を測ることのできる機械です。

どうしてこんな話をし出したのかというと、この機械で呼吸と末梢の血流量の関係を調べたところ、あまりにも驚くことがあったからです。というのは、**「呼吸を止めた瞬間」に体の末梢部分の血流がサーッと悪くなっていく**のを目の当《ま》たり《あ》にしたのです。

深呼吸をすると末梢の血流は瞬《また》く間《た》に回復し、息を止めると再びサーッと血の気が引いていく……。以前から、呼吸が健康状態と大きく関わっていることはよく知られていましたが、まさかこんなにも瞬間的に、こんなにも劇的に変わるとは思ってもいませんでした。

つまり、これにより、**呼吸には、ほんの一瞬で体の状態を一変させてしまう力があるこ**

とがわかったわけです。

そして、私は納得がいきました。

じつはそれまでは、いつも3行日記をつけていて〝書くと瞬間的に落ち着くのはどうしてなんだろう〟という疑問を持っていたのですが、〝そうか、呼吸のせいだったんだ〟と納得がいったのです。要するに〝これほど瞬時に体の状態を変える力が呼吸にあるのなら、日記をつけるときにスッと心身が落ち着いて副交感神経優位になるのも当たり前の話だな〟と思ったわけです。

みなさんもご納得いただけましたでしょうか。

これまでも見てきたように、「書く」という行為には、呼吸をゆったりとしたリズムに整える効果があります。**呼吸がゆっくりになると、たちまちのうちに血管が拡張して体の末梢へ血液が行き渡っていきます。**これによって副交感神経が優位になり、それこそスイッチが切り替わったかのようにリラックス・モードにシフトしていくのです。毎日、定期的にこういうしっかりとしたモード・チェンジを行なっていれば、自律神経のバランスはどんどんいい方向へと向かっていくことになるでしょう。

現代人は普段から呼吸が浅くなっています。

特に日中の活動時は、ほとんどの人が〝浅くなりっぱなし〟の状態になっていると言っていいでしょう。せかせかと動いていたり、イライラしていたり、時間に追われていたりしていると、副交感神経が低下して、おのずと浅くて速い呼吸になっていってしまうのです。

呼吸の回数は、気持ちに余裕があるときは1分間に15～20回程度なのですが、緊張したりイライラしたりすると、とたんに20回以上になり、緊張度が増すとともに増えていきます。また、過剰な緊張やストレスにさらされているときは、呼吸を止めていることも少なくありません。そういうときには、末梢の血流もパタッと止まった状態になっているわけですから、日々の緊張やイライラがいかに体によくないものであるかが想像できるのではないでしょうか。

しかも、浅い呼吸ばかりしていて日中に大きく下がってしまった副交感神経は、意識的にリカバリーしていかないとなかなか上がってこないものなのです。何もせずにその日を終えてベッドに入ってしまえば、呼吸が浅いまま、副交感神経が落ち込んだ状態を翌日に持ち越してしまうことになります。おそらく、みなさんのなかにも、日中の乱れた呼吸を整えることなく、毎日浅い呼吸のまま、生活を送ってしまっている方が少なくないはずです。

だから3行日記をつけて、日々呼吸をゆったりした状態にちゃんと戻したうえでベッドに入るようにしていくべきなのです。1日1日、しっかりリカバリーショットを打って副交感神経を引き上げていくべきなのです。

私は、**呼吸には、体の状態を一変させる力があるとともに、日々の生活を一変させる力もある**のではないかと思っています。その力を味方につけたいならば、寝る前にほんの10分程度、呼吸を整え、その日の自分と向き合う時間をつくればいい。たったそれだけの習慣で、みなさんの毎日は、奥深くてゆったりとした充実の流れへと変わっていくことになるのです。

交感神経が優位なまま寝ると、心も体もボロボロになる

郵便はがき

105-0003

切手を
お貼りください

（受取人）
東京都港区西新橋2-23-1
3東洋海事ビル
(株)アスコム

「3行日記」を書くと、
なぜ健康になれるのか？

読者　係

本書をお買いあげ頂き、誠にありがとうございました。お手数ですが、今後の出版の参考のため各項目にご記入のうえ、弊社までご返送ください。

お名前	男・女	才
ご住所　〒		
Tel	E-mail	
この本の満足度は何％ですか？		％
今後、著者や新刊に関する情報、新企画へのアンケート、セミナーのご案内などを郵送またはｅメールにて送付させていただいてもよろしいでしょうか？ □はい　□いいえ		

返送いただいた方の中から**抽選で5名**の方に
図書カード5000円分をプレゼントさせていただきます。

当選の発表はプレゼント商品の発送をもって代えさせていただきます。
※ご記入いただいた個人情報はプレゼントの発送以外に利用することはありません。
※本書へのご意見・ご感想に関しては、本書の広告などに文面を掲載させていただく場合がございます。

●本書へのご意見・ご感想をお聞かせください。

ご協力ありがとうございました。

なぜ、超一流のアスリートは睡眠を大事にするのか？

フィギュアスケートの浅田真央選手がオリンピックなどの海外遠征のたびにお気に入りのエアーマットを持参しているのは有名な話です。ソチ冬季オリンピックでも、どの選手も睡眠を少しでもよくするように細心の注意を払っていました。一流選手ともなればみな、よく眠れるか眠れないかが自分のパフォーマンスに大きな影響を与えるかを思い知らされているのでしょう。

もちろん一般の私たちも、いつも通りの力を発揮するには、質のいい睡眠を十分にとることがカギとなります。健康はもちろん、何事においても、睡眠をないがしろにしていてはろくな結果を招きません。

しかし、現代においては、**何かを実現しようとするために、たいへん多くの人が睡眠を犠牲《ぎせい》にしています。**みなさんはどうでしょう。ひょっとして、睡眠時間を削って遅くまで残業をしたり、資格の勉強をしたりしていませんか？　よりよい結果を出そうとして、眠い目をこすって無理をしてはいませんか？

でも、それはまったくの本末転倒です。人間は十分な睡眠をとらなければ活動できない生き物です。脳も、体も、十分な休息をとらなければ働かないようにできています。〝明日いいパフォーマンスをしたい〟と前夜にがんばっても、**睡眠を犠牲にしてしまったら、かえって翌日のパフォーマンスを大きく低下させてしまう**ハメになるでしょう。

それに、睡眠の良し悪しは、100パーセント自律神経に影響してきます。**日中の「交感神経が過剰に優位になった状況」のまま寝てしまうと、脳も体も十分に疲れをとることができません。**

交感神経の緊張が十分にとれていないと、なかなか寝つけなかったり、寝ても眠りが浅く、夜中に何度も目を覚《さ》ましてしまうことになります。こういう眠りだと、朝、起きても疲れが残っていて、体が重く感じたり、胃がムカムカしたり、頭がボーッとして働かなかったりするようになります。

そもそも、睡眠中の脳と体はただ休んでいるわけではありません。日中の活動でたまった疲労物質を代謝したり、各種のホルモンを分泌《ぶんぴつ》したり、傷ついた細胞を修復したりと、寝ている間にさまざまな生理現象を進めています。言ってみれば、明日も元気な状態で活動するための「準備」をせっせと進めているわけです。

そして、このような準備は、副交感神経が優位になっていてぐっすり眠れている状態でこそ、スムーズに進行するものなのです。しかし、睡眠が足りなかったり睡眠の質が悪かったりすると、副交感神経が上がるタイミングを失ってしまい、こうした準備がなかなか進みません。すると当然、翌朝は準備が整っていない整備不良状態のまま、見切り発車をせざるを得なくなるわけです。

とりわけ最悪なのが徹夜です。徹夜をすると交感神経が緊張した状態が一晩中続くことになり、本来副交感神経が優位になるはずの時間帯に副交感神経が全然上がってきません。徹夜明けの朝ともなれば、副交感神経の数値はゼロに近いところにまで落ち込んでしまいます。そのまま交感神経優位の時間に突入してしまえば、その日は副交感神経が極端に低い状態でずっと過ごすことになります。

もし**こんなことをしょっちゅうやっていたら、自律神経のバランスが極端に傾いて、どんどん心も体もボロボロに蝕《むしば》まれていってしまう**でしょう。

それでなくとも、現代では多くの人が普段から交感神経を過剰に緊張させてしまっています。そのうえに睡眠不足が重なってきたら、ただでさえ疲れ気味の自律神経が追い打ちをかけられることになります。

近年とみに増えている不眠症などの睡眠障害も、そのほとんどは自律神経のバランスの乱れが原因です。みなさん、睡眠が阻害されると自律神経がいかに大きなダメージを受けることになるか、おわかりいただけたでしょうか。

質のいい睡眠にもっとも効果があるのは、3行日記である

では、どうすれば睡眠をよくすることができるのでしょう。

これに関しては、たいへん多くの人が〝何かいい方法がないものか〟といろいろ模索しています。「香りを利用すると深く眠れる」「ヒーリング音楽をかけるとスムーズに眠れる」「足を軽くマッサージをすると寝つきがよくなる」といったように、すでにいろいろな方法が提案されていますし、もちろんこうした快眠メソッドを試してみるのもいいでしょう。

でも、私は、数ある手段のなかで**質のいい睡眠にもっとも効果があるのは「3行日記をつけること」**だと考えています。

質のいい睡眠をとるには、ベッドに入る前までにいかに副交感神経を上げておくかがポイントになります。先に述べたように、手書きで日記をつけると、呼吸がゆったりと整って、体内状況が副交感神経優位のモードにスムーズに切り替えられます。日記をつけるというワンクッションを入れるだけで、心も体も落ち着いて、血管が開いて血流がよくなって、脳波もリラックスした状態で安定するという、まさに〝これから寝るのに申し分ない状態〟へと切り替えられるのです。

体がこうした副交感神経優位の状態になっていれば、寝つきもいいし、ぐっすりと良質な睡眠が得られます。もちろん、寝ている間に行なわれるさまざまな準備作業も効率よく進みます。目覚めるまでには脳も体もすっかり疲れがとれ、準備万端のカンペキな状態で朝を迎えられるはずです。

それと、私はいい睡眠をとるためにいちばん大切なのは、**ストレスやイライラをベッドやふとんまで持ち込まない**ことだと考えています。不安、焦り、迷いなどをベッドまで持ち込んでしまったら交感神経が刺激されてしまって眠れなくなるのは当たり前です。

しかし、そういうことを日記に書き落として決着をつけておけば、ベッドまで持ち込まずに済みます。日記をつけるという行為は、その日1日の出来事の「最後の片づけ作業」

のようなものです。日中に感じたストレスにカタをつけ、自分のなかの**もやもやした気持ちにもケリをつけて、「さあ、今日はもうおしまい。後は寝るだけ」という状態にする習慣**だと言えるでしょう。

そして、この**「寝る前の片づけ作業」を習慣的に行なっていると、不思議とベッドに入ったとたんに眠れるようになっていく**ものなのです。〝まさか〟と思う方もいるかもしれませんが事実です。

きっと、毎日習慣として行なっていると、だんだん日記をつけることが「寝るための条件づけ」のようになっていき、つけ終わった後、自然に眠くなるようにシフトするのでしょう。すなわち、「これを片づけたら、もう後は寝るだけ」というパターンが脳と体に刷り込まれて、3行日記をつけ終わると、いつも心身が自動的に幕を下ろすようになっていくんですね。

ですから、私は日々の睡眠にとって、これほど都合のいい習慣はないと思っているのです。睡眠でお悩みの方は、とにかく一度3行日記の〝効果のほど〟を試してみることをおすすめします。

人間は人生の3分の1の時間を寝て過ごしています。

その時間は、言ってみれば、よりよく活動するための充電時間のようなもの。睡眠中、いかに脳と体を休ませ、いかに準備を整えられるかによって、より充実した活動ができるかどうかが決まってくるわけです。

睡眠は毎日のことですから、何年何十年という月日が重なれば、「眠りの良し悪し」によっていろいろな部分で充実度に大きな違いが出てくることでしょう。きっと、1日1日、ベッドに入る前に「日記をつける」というワンクッションを入れている人と入れていない人とでは、健康のレベルにも自己実現の満足度レベルにもかなりの差がついてくるのではないでしょうか。

睡眠は私たちの活動を支える源泉です。

みなさんも、明日という日をより充実した1日にするために、よりいっそう睡眠を大切になさってみてください。そして、そのためにも今日から「日記をつける」というワンクッションを入れてからベッドに入るようにしてみてはいかがでしょう。

3行日記は
腸内環境をよくする

交感神経が優位なとき、胃腸の働きは鈍くなる

みなさんは**「腸のゴールデンタイム」**をご存じでしょうか。

これは、夕食後、腸の消化吸収が盛んになる時間帯であり、おおよそ、就寝前後の1～2時間の時間帯を指します。

どうして「ゴールデン」なのかというと、**この時間帯をどのように過ごすかが、腸の健康にとって、また、私たちの日々の健康維持にとってたいへん重要なポイントになってくる**からです。

そもそも、胃腸の働きは交感神経が優位のときには鈍《にぶ》くなり、副交感神経が優位のときに活発になります。腸が食べものをしっかり消化吸収するには、副交感神経が十分に高まっていて、心身ともにリラックスした体内環境になっていることが望ましいのです。

夜の睡眠時は交感神経よりも副交感神経のほうが優位になりますから、腸にとってこの時間帯は「働きどき」です。就寝タイムになれば、腸は〝さあ、今日もがんばって消化吸収するぞ〟と労働意欲を高めていることでしょう。

しかし、みなさん、ここでちょっと考えてみてください。

もしこのときに、日中の交感神経優位の状態を引きずっていて、副交感神経が低めのままだったらどうなるでしょう。

そうです。**交感神経が高いままだと、腸の働きが悪く、十分な消化吸収ができなくなってしまいます。**夜のうちに十分な消化吸収をされないと腸に内容物が残ってしまい、腸内環境が悪化したり、腐敗物がたまったりします。また、当然ながら、朝起きたときの腸の調子も思わしくなく、便秘や下痢などになりやすくなります。

そして、こうしたパターンで腸のコンディションを悪化させてしまっている人は非常に多いのです。

みなさんにとっても決して他人事ではありません。大多数の人は、普段から交感神経が過剰に優位になった状態を引きずるようにして日々を送っています。**夜にしっかり働くはずの腸にろくな働きをさせないまま、慢性的におなかの調子を崩してしまっている人はかなりの数に上る**はずです。いつも便秘気味の人やいつも下痢気味の人、それに、過敏性腸症候群にお悩みの人も少なくないことでしょう。

では、いったいどうすればいいのか。

大切なのは、腸がいちばん働く時間帯までに、副交感神経をしっかり高めておいて腸が働きやすい環境を整えてあげることです。腸のゴールデンタイムまでに、交感神経優位の状況を副交感神経優位に切り替えておく必要があるわけです。そのためにもっとも有効な習慣と言えば――。

みなさん、もうおわかりですね。

そう、3行日記をつけることは、**腸の働きをよくして消化吸収を促し、腸の健康を高めていくことにもつながる**のです。

つまり、**睡眠と同様に、腸にとっても、「寝る前に日記をつける」というワンクッションを入れるかどうかが大きなカギになる**ということ。3行日記を習慣にしてしっかり副交感神経を高めておけば、眠りについてからの腸は〝いまこそ働きどき〟とばかりに作業に邁進《まいしん》することでしょう。

なお、ひとつつけ加えておくと、このゴールデンタイムに腸にベストの働きをさせるためには、夕食を早めに食べ終えておくことも大事です。食べて間もないうちに寝てしまうと、消化機能がうまく働かず、腸のゴールデンタイムを生かせなくなってしまいます。それに、食べてすぐに寝てしまうと、脂肪が蓄積しやすくなって太ることにもつながります。

よく言われることですが、夕食は就寝の2~3時間前までには終えておきたいもの。夕食を早めに終えたうえで、寝る前に3行日記をつけるようにすればカンペキ。これを習慣づければ、文字通り〝快腸〟な毎日を送れるようになるでしょう。

悪い腸内環境からは汚れた血液しか生み出されない

私は、順天堂医院で「便秘外来」も担当しているので、腸についてはまだまだ言っておきたいことが山ほどあります。今回は3行日記がテーマなので少ししか述べられないのが残念ですが、ひとつだけ次の点を強調しておくことにしましょう。

腸は単なる消化吸収のための臓器ではないということです。腸は私たちの健康の恒常性を維持するためにじつに多くの役割を果たしているのですが、そのなかでもとりわけ重要となるのが、腸が「血液の質の良し悪しを左右している」という点です。

先ほど、交感神経が高い状態のまま寝てしまうと、腸の働きが鈍くなって腸内環境が悪化してしまうという話をしましたが、要するに、そういう**悪い腸内環境で栄養を吸収した血液は質が悪くなる**のです。逆に、腸内環境が整ったよい状態の下で栄養を吸収した血液は質がよくなります。

この血液の質の良し悪しの決め手となっているのが腸内細菌叢《ちょうないさいきんそう》。腸内には、通常、2割の善玉菌《ぜんだまきん》、1割の悪玉菌《あくだまきん》、7割の日和見菌《ひよりみきん》が棲《す》んでいるとされています。ただ、日和見菌はその名の通りの日和見で、善玉が増えてくると善玉菌になり、悪玉が増えてくると悪玉菌になります。

だから、**腸内細菌叢をよくするには、できるだけ善玉菌を増やして、悪玉菌を増やさない**ことが大切になるわけです。

もし、毎日のように便秘や下痢をしているような状態であれば、腸内細菌叢は圧倒的に悪玉菌優勢となっています。悪玉菌だらけの腸内にはガスや腐敗物もたまりやすく、こうした腸内から栄養を吸収した血液は、かなり質が悪く汚れたものとなってしまいます。

みなさん、こうした血液が全身をめぐるのを想像してみてください。汚れた血液が肌に行き着けば、肌荒れやニキビの原因になりますし、肝臓に行けば肝臓、腎臓に行けば腎臓といったように、各臓器の機能を弱らせることにもなります。また、こうした質の悪い血液が体内をめぐっていると、アトピー性皮膚炎、栄養障害、大腸がんなどのトラブルにつながりやすいことも報告されています。

しかも、汚れた血液のために各器官の機能が弱ってくると、自律神経のバランスも崩れていきます。そして、自律神経のバランスが崩れると、血流が悪くなり、同時に免疫力も低下するようになっていく……。このように、**体がどんどん悪いサイクルにハマっていってしまう**ことになるわけです。

つまり、**腸の好不調は、単に腸だけの問題ではなく、体全体の健康の問題として捉えていかなくてはならない**のです。だからこそ、日々、腸をしっかりと働かせて消化吸収をし、腸内環境をよくして、血液の質をいい状態にキープしていくことが、とても大切になってくるんですね。

では、ここで話を戻しましょう。みなさん、こうした腸の健康がもたらす影響の大きさを考えると、1日1日寝る前にワンクッションをおいて3行日記をつける習慣が改めて重要なものに思えてはこないでしょうか？

日記をつける習慣ができていて自律神経のバランスが副交感神経優位に整えられていれ

ば、腸の消化吸収力が高まり、腸内細菌のバランスも整っています。環境のよい腸内から栄養を吸収した血液は、たっぷり栄養と酸素を含んだ「質のよいキレイな血液」となって全身をめぐります。そして、キレイな血液が体のすみずみに行き渡ると、各器官の細胞が活力を得て元気になっているのです。

毎日こういうことが繰り返されるとすれば、「寝る前にワンクッションを入れること」がどれほど全身の健康にプラスになるか、みなさんも想像がつくことでしょう。

前にも述べたように、「本当の健康」とは、「質のいい血液が全身のすみずみに行き渡り、60兆個の細胞のひとつひとつにまで届いている状態」です。

日々、**自律神経のバランスを整えつつ腸内環境をよくしていけば、この「本当の健康」に一歩一歩近づいていく**ことができるのではないでしょうか。

3行日記を書けば、
自分でも気づかない病気の芽を
発見することができる

日記は1日1日のコンディションをチェックする健康管理ツール

ここまでは、「3行日記をつけると、どうして健康になるのか」という点を中心に見てきました。

みなさんの頭の中で、「日記」という言葉と「健康」という言葉ががっちり結びつきましたでしょうか。1日の終わりに3行の日記をつける習慣が、いかに自律神経のバランスを整えるのに効果を発揮するものであるか、十分納得していただけたでしょうか。

私は、そもそも**人間には、「不調や不安をもたらしている原因」から目を背《そむ》けたがる傾向がある**のではないかと思っています。

誰しも健康を損なうのは「避けたい」もの。ですから、不調や不安があってもそれを「避けたい」「直視したくない」という思いが働いてしまうのでしょう。だから、「なんとなく感じている不調感」や「脳裏をかすめる小さな不安」があっても、右から左へ流してしまうのです。〝この頃、足腰の筋力が衰えてきたかな〟とか〝ヘンだな、胸のあたりが少し痛むぞ〟といったアラームが頭をかすめても、直視するのを避け、問題に向き合うのを先送りしてしまうんですね。

そうやって小さな不調や不安をごまかしたり言い訳したりしながら、長い月日を過ごしてきた人も多いでしょう。しかし、それでは、遅かれ早かれ、健康を悪化させてしまうのは避けられないと思うのです。


この章の最初のほうで「日記は1日1日のコンディションをチェックする自己検診ツールのようなもの」と申し上げましたが、日々、自分の自律神経に耳を傾けながら心身と向き合っていれば、ちょっとした体調の変化も見逃さなくなるし、ついつい流してしまいがちな不調感や小さな不安もすくい上げていけるようになります。

さらに、日々の調子を綴っていると、不調が意識に強くインプットされるので、病気の初期症状にも気がつきやすくなって、より早い受診にもつながるでしょう。このように**「病気の早期発見&予防」には、日記はじつに役立つアイテム**なのです。

それに、日記は一覧性に優れていますから、「その症状がいつからあったのか」「どんな経過をたどったのか」といったことも、パラパラとページをめくって見直せばすぐ把握できます。

なお、健康管理ツールとしての効果をよりいっそう高めるには、**「自分なりのルールを決めて日記を活用すること」**をおすすめします。たとえば、「なんとなく不調な日が1カ月以上続いたら人間ドックに入る」「気になる症状が5日以上続いたら、1週間以内に病院へ行く」といったルールを決め、自分を受診行動へ駆り立てるようにするのです。このように決めていれば、忙しいのを理由に不調や不安を先送りしなくなり、健康面の問題をこじらせずに済むようになるはずです。

もちろん、病院へ行っても、何の異常も見つからないかもしれません。むしろ、異常がない可能性のほうが大きいでしょう。それでも、「その段階で病院へ行く」という行動をとることが大事なのです。

不安や不調というものは、最初はほんの小さな〝芽〟でも、しばらく放っているうちに育っていき、ハッと気づいたときにはものすごく枝葉を茂らせた木に成長してしまうもの。ですから、**〝芽〟の段階で「不安」を「安心」に変えておく**ことが大切なのです。3行日記をうまく健康管理に活用すれば、1日1日、「小さな不安」を「大きな安心」に変えて、より確実に病気から身を守っていくことができるかもしれないのです。

3行日記をつけ続けて「ピンピンコロリ」を実現しよう

ところで、最近よく「ピンピンコロリ」という言葉を耳にするようになりました。これは〝**ピンピン**〟**と健康に長生きし、ある日〝コロリ〟と往生《おうじょう》する**ということ。そうありたいと願う人がとても増えてきているようなのです。

おそらく、「ピンピンコロリ」が多くの人気を集めているのは、「将来、認知症になったり重い病気にかかったりして苦しみたくない」「〝寝たきり〟や〝要介護〟になって家族や周りの人に迷惑をかけたくない」という思いの裏返しなのでしょう。

誰だって歳をとってから、みじめな思い、痛い思い、情けない思いをしたくはありません。私もそうですが、みんな、**脳も体も良好なコンディションのまま、できるかぎりの長寿をまっとうしたいと思っている**のではないでしょうか。

どうしてこんな話をするのかというと、こうした健康長寿を実現するのにも自律神経のバランスが大事であり、きっと、3行日記をつける習慣が役に立つだろうと考えているからです。

先にもお話したように、副交感神経の働きは、男性で30歳、女性で40歳を境にガクンと落ち込んで、その後も歳を重ねるに従って右肩下がりで低下していきます。すなわち、**歳をとるとともに自律神経のバランスが乱れがちになり、病気や不調などのトラブルに見舞われるリスクが高まっていく**わけです。

でも、日々3行日記をつけていれば、大きくバランスを崩すことなく、歳を重ねていくことが可能です。何十年にわたってつけ続ければ、病気や不調のリスクをかなり減らしていくことができるのではないでしょうか。

前にも述べたように、自律神経のバランスを毎日整えていれば、血流がよくなりますし、免疫力も高まります。たとえ、年々加齢とともに自律神経が衰えてくるとしても、病気にかかりにくい状態を維持できるでしょう。がんにしても、糖尿病、高血圧、脳卒中、心臓病といった病気にしても、日々、1日の終わりにリカバリーショットを打っているのといないのとでは、「病気に対する抵抗力」が大きく違ってくるはずです。

もちろん、3行日記は「万病を防ぐクスリ」ではありません。何らかの軽い病気やケガに見舞われたりすることはあるでしょう。何十年と生きていれば、何もないほうが不思議です。ただ、日記をつけて、体のコンディションの変化を見守り、リカバリーをしながら生きていれば、「小さなブレ」はあっても「大きなブレ」はなくて済むと思うのです。体調の変化をキャッチしたり病院にかかったりといった対応も早いはずですから、少なくとも、**大病のリスクを最小限にとどめることができる**のではないでしょうか。

また、老後に認知症になってしまわないか不安だという人も多いと思いますが、このリスクもかなり減らしていくことができると思います。

そもそも、「1日の出来事を振り返って、思い出しながら書く」という行為は、たいへん脳を使う作業です。1日の記憶をたどり、それを分析して、どんな文にするかを考え、それを書き落としていく。その文面が視覚から入って、深くインプットされていく……。

この一連の行程では、「脳の記憶中枢である海馬《かいば》」や「脳の司令塔である前頭葉《ぜんとうよう》」がとてもよく使われます。海馬も前頭葉も、どちらも認知症を防ぐためには、普段からよく使っておかなくてはならない大切な部位。こうした作業を毎日行なって刺激していれば、認知症になる心配などしなくて済むでしょう。

つまり、**3行日記の習慣は、体だけでなく脳の健康を守っていくのにも大いに役立つと**

考えられるわけです。ずっとつけ続ければ、かなり年老いても、脳も体もよく動く良好なコンディションをキープしていける可能性が高まるのではないでしょうか。

ですから、私はぜひみなさんに**「死ぬまで3行日記をつけ続けていただきたい」**と思っているのです。これから何年何十年にわたって長くつけ続けていけば、その日記はみなさんにとってかけがえのない財産になるでしょう。

私はもう、つけ続けて10年以上になりますが、当然、死ぬまでずっと続けていくつもりです。〝自分が死んでも、この日記は残るんだなあ〟なんて思いながら、いつも一文字一文字、自分の分身を遺していくようなつもりで書いています。そのうちきっと、〝ああ、ここまで健康に来れたのも、日々の3行のおかげだな〟なんて思うときが来るのではないでしょうか。

まあ、いつになるかはわかりませんが、私の3行日記もいつかはぷっつり途切れる日が来るのでしょう。でも、もしそのときに、ピンピンしたまま、コロリと天に召《め》されるのだとしたら、私は日記に深い感謝を捧げることでしょう。

第2章

あなたを健康にする！「3行日記」の書き方

――埋もれた力を最大限に引き出すためのコツとは

「今日のこと」と「明日のこと」を
思い浮かべることで、
自律神経の調整機能のスイッチが入る

自律神経のコントロールには過去と未来のイメージが大事

1日という時間のなかでは結構いろんなことが起こるものです。あれも、これも、書きたいことがたくさんある日もときにはあるでしょう。

でも、3行日記では、1行×3テーマと決まっています。「いちばんの失敗（もしくは、体調が悪かったこと、嫌だったこと）」「いちばんの感動（もしくは、うれしかったこと）」「明日の目標（もしくは、いちばん関心があること）」――**書きたいことはたくさんあったとしても、自分にとって何が「いちばん書くべきこと」なのか、3つに絞り込んだうえで書いていかなくてはなりません。**

では、なぜこの3つのテーマなのでしょうか。

じつは自律神経は、「過去」と「未来」と密接にリンクしています。自律神経とは、人間が生命活動をしていくために必要なさまざまな機能を自動調整するシステムだからです。日々生きていくうえで、心身の機能をどれくらい上げておけばいいか、どれくらい下げていても大丈夫かということを調整してコントロールしているシステムなのです。

そして、こういった〝日々生きていくための調整〟に際し、自律神経が上げ下げの判断材料のひとつにしているのが、「過去」と「未来」のイメージなのです。これは逆から見れば、イメージングによって自律神経が動くということでもあります。要するに、「**今日、何をしたか」「明日、何をしたいか」を思い浮かべると、自律神経の調整機能が刺激されて、バランスの調整がなされる**ことになるわけです。

「セブンラインズ」で全体と細部を見る力をつける

さて、3行日記をつけていく場合、多くの書きたいことのなかから「どのひとつを取り出すか」がなかなか決まらないことが多くあります。「1日という全体のなかから『いちばんのポイント』を選び出して書く」という選定作業がたいへんなんですね。

私の場合も、〝これだ〟という書く一文が決まるまでに時間がかかることは少なくありません。でも何を書くかさえ決まってしまえば、後はゆっくりていねいに文字に落としていけばいいだけですから、そこからはサッと済ませることができます。つまり、何を書くかを選定するまでが〝思案のしどころ〟であり、この日記における〝勝負のしどころ〟なのです。

きっとみなさんも、慣れるまではこの点に苦労されるかもしれません。でも、ここの部分はあまり妥協せずに、しばらくは時間をかけて考えていただきたいと思います。

何で悩まなければならないんだ。全部書けばいいじゃないか、と思う人もいるかもしれませんが、それが違うのです。

なぜなら、**こうやって考えることが「物事の核心をつかみ取るトレーニング」になるか**ら。そして、この「物事の核心をつかむ力」をつけることが、自律神経の力を効率よく引き出すことへとつながっていくのです。


ちょっと話が遠回りするかもしれませんが、ここで、私がイギリス留学時に教わった「セブンラインズ」について触れておきましょう。

セブンラインズとは、イギリスのドクターたちのカルテの書き方です。彼らはいつもひとりの患者さんの病状に対し、７つの重要事項を箇条書きに書き出して、そこに番号を振っていきます。私もその病院に勤めて早々に「君もやってみろ、必ず短く7行にまとめるようにするんだ」とすすめられました。

やってみると、これがなかなか難しい。なぜなら、7つに整理するには、その患者さんの病状のポイントを的確につかんでいなくてはならないからです。でも、しばらくすると、セブンラインズがいかに合理的な書き方であるかがわかるようになってきました。7つという項目は診断にちょうどいい数で、7つすべてを書き出すと、その患者さんの全体状況が把握できるようになっているのです。それに、ありがたいことに、7つに短くまとめようとしているうちに、自然にその患者さんの病状の核心部分をつかめるようになっていくのです。

つまり、全体も見えるし、核心の部分も見えてくる。そもそも医者というものは「木を見て森を見ず」ではダメ、「森を見て木を見ず」でもダメで、「全体」と「細部」の両方とも見えていなければなりません。医者の良し悪しは、この両方がクリアに見えているかどうかで決まると言ってもいいでしょう。私は、いいことを教わったと思って、以来、カルテを書く際はセブンラインズで記入するのを習慣にしています。

で、何を言いたいのかというと、**3行日記をつけていると、このセブンラインズと同じ効果が現れるようになってくる**のです。

要するに、1日という全体のなかから、いちばん大事なことを切り取れるようになっていくということ。1日の出来事を「1行×3テーマ」にまとめていると、その日の全体像が見えてきますし、その日の自分にとってどの出来事がもっとも重要だったかということも見えてきます。そして、慣れてくると、1日1日の流れのなかで「その出来事が自分にとってどんな意味を持っていたか」といったことも見えてくるようになります。

言わば、**大きな流れのなかでの自分の位置取りが見えてきて、「自分という人間の『核心の部分』がどの辺にあるのか」という〝ツボ〟のようなものがつかめる**ようになってくるのです。

セブンラインズは患者さんを見極めるのにたいへん有効であるわけですが、3行日記は自分という人間を見極めるのにたいへん役に立つというわけです。

もやもやとした気持ちに向き合っていれば、どんなときも迷わなくなる

3行日記で「物事の核心をつかみ取るトレーニング」を積むことは、自分という人間が本当はどんな気持ちでいるかをつかむためにもたいへん役立ちます。

そもそも、自分の「本当の気持ち」というものは、案外自分では把握できていないこと

が多いものです。〝なんとなく気になっていること〟〝なんとなくストレスに感じていること〟〝なんとなく嫌な予感がしていること〟〝なんとなく期待を寄せているもの〟といったように、誰しも自分のなかにたくさんの「もやもやとした気持ち」を抱えていることでしょう。

でも、多くの人は、こうした〝もやもや〟をそのままにして、日々を送ってしまっているのではないでしょうか。つまり、それが自分の本音かどうかもわからない「あいまいでもやもやとした状態」のままにしているから、「自分の本当の気持ち」がわからないわけです。

そういう人は、いざ「どうする？」「どっちへ行く？」といった判断を迫られたときに、迷ってしまったり、自分の気持ちを素直に出せなかったりしがちです。つまり、もやもやとした気持ちに対してちゃんと向き合っていないから、自分の気持ちをうまく整理することができず、どっちへ行っていいかわからずに迷ってしまうんですね。

でも、**3行日記をつけていると、日々「自分のなかのもやもやとした気持ち」と向き合うことになるため、こうした迷いがなくなってくる**のです。

ちなみに、こういう効果は「だらだらと長い文章を書く一般の日記」ではなかなか得られません。それどころか、あれこれ長々と綴っているうちにかえって迷いを深めてしまうことも少なくないものです。

おそらく、「迷いをなくす」「ブレない自分になる」という効果は、「多くのもののなかから何を取り出すか」「漠然とした気持ちのなかから、どれが自分の本当の気持ちか」という〝選定作業〟を日々繰り返していないと身につかないのでしょう。すなわち、「自分にとって何が必要なもので、何がいらないものなのか」というシビアな分別作業をして不要なものをそぎ落としていかないと、自分のなかの「核心となる部分」にまではなかなか到達できないのです。

みなさんも、「自分にとって何が『いちばん書くべきこと』なのか、多くのなかから3つに絞り込んで書いていく」というトレーニングを重ねていけば、いつかきっと自分の核心にたどり着けるはず。そして、だからこそ「その日、日記に書くべきこと」を、時間をかけてじっくり考えて選んでいくことに、大きな意味があるのです。

自分の目指したい方向に、自律神経の「自動操縦モード」を働かせる

では、こうした「多くのなかから核心をつかんで書くトレーニング」を重ねると、どう

して自律神経の力をより効率的に引き出せるようになっていくのでしょうか。

それは、**自分という人間の核心部分が見えてきて、その方向性がしっかり〝意識づけ〟されるから**です。

日々3行日記をつけていると、常に「自分にとっていちばん重要なこと」を意識するようになります。きっと、「こうなりたい」とか「あれをやりたい」とかといった「自分の日々の活動をつき動かしている核心部分」も見えてくることでしょう。

3行日記に慣れてくれれば、だんだんそういう「核心をついた一文」を書けるようにもなっていきます。

その日記に書き落とされた「自分の核心部分」は、自分がどういう方向へ行きたいのか、自分がどうなりたいのかという方向性を如実に指し示しているはずです。そして、そういう核心部分がしっかり〝意識づけ〟されていけば、自律神経にもその方向性がしっかりインプットされることになります。すると、自律神経がその「行きたい方向」へと、自動的に向かっていくようになるのです。

いわば、**自律神経が〝その気〟になって、自分の目指すほうへ勝手に進んでいく「自動操縦モード」が機能し始める**わけです。このモードが働き出せば、健康の実現にしても、夢や目標の実現にしても、目指すほうへ向かっていく推進力がどんどん大きくなり、実際に叶えられる可能性が高まっていくことでしょう。

なお、この自動操縦モードは、自分という人間の核心部分を的確につかんでいて、自分の行きたい方向やゴールがクリアに捉えられている人ほど機能するようにできています。きっと、〝自分はこの道を突き進むしかない〟というくらい明確に核心が捉えられていれば、自律神経の自動操縦の力を味方につけて、自分の思い描くゴールに向けて邁進していくことができるでしょう。

考えてみれば、本田圭佑選手にしても、イチロー選手にしても、超一流と言われるアスリートたちは、みな早くから自分の核心となる部分をつかみ取っています。そして、しっかり自分の方向性を見極めて、夢に描いた人生を自分の力でつかみ取っています。超一流でなくても、3行日記があれば、このようなハイレベルの自己実現力を引き出していくことも可能になっていくのでしょう。

みなさん、日々の多くの出来事のなかから「自分にとって大切な何か」を選び出してつかみ取っていくことの大事さがおわかりいただけましたでしょうか。

書くことは3つ、

①今日いちばん失敗したこと

②今日いちばん感動したこと

③明日の目標

自律神経系の力をもっとも引き出す「3行日記の基本マニュアル」

日記を書くスタイルは人それぞれです。

ポップアートの旗手アンディ・ウォーホルは、オフィスと電話で長時間話しながら、口述筆記で日記をつけさせていたそうです。また、キューバ革命の英雄チェ・ゲバラはもともと医学生だったのですが、カルテを書いて分析するかのような冷静な筆致で動乱の日々を綴っています。

書く内容も人それぞれであり、その日に食べたもののことばかり記している人もいれば、趣味の世界のことばかりを綴っている人もいます。俳人の小林一茶などは、晩年に娶《めと》った若い妻と交わった記録ばかりを日記に残しています。まあ、あくまで日記は個人的なものなのですから、別にスタイルに縛られることはありませんし、何をどう書こうが自由です。基本的には、私はそう考えています。

ただ、それにもかかわらず、私のおすすめする日記は、**「1行×3テーマ」「手書き」「ゆっくり書く」といったように、ある程度の決まりごと**を設けています。なぜなら、私がずっと日記をつけ続けて試行錯誤してきたなかで、**このスタイルがいちばん自律神経系の力を引き出す効果があり、しかも手軽で長続きしやすい**ことがわかったからです。

ここでは、実践編として3行日記をつけるノウハウを紹介するとともに、「なぜこのつけ方をするといいか」という点を説明していきたいと思います。これを実践すれば、みなさんも「自律神経の力」を効率よく引き出していけるようになるでしょう。

では、3行日記の基本マニュアルからご紹介しましょう。

【1行×3テーマ】 先にもご説明したように、「今日いちばん失敗したこと（もしくは、体調の悪いこと、嫌だったこと）」「今日いちばん感動したこと（もしくは、うれしかったこと）」「明日の目標（もしくは、いまいちばん関心があること）」を1行ずつ、計3行の文に簡潔にまとめていきます。

【書く順番】 ①「失敗したこと」、②「感動したこと」、③「目標（関心）」の順番で書くようにしてください。この順番で書くと、モチベーションを高めることができ、より効率的に自律神経の力を引き出していくことができます。

【1行の字数】 字数の制限はありませんが、ノートや日記帳に1テーマ1行でおさまるよ

う、なるべく簡潔に書くようにしてください。

【必ず手書き】　3行日記は必ず手書きでつけるようにしてください。携帯やパソコンのワープロで記録するのでは効果を得ることができません。筆記具は万年筆でもボールペンでも鉛筆でも、好みのもので構いません。

【ゆっくり、ていねいに】　字がうまいかヘタかは関係ありません。ただ、一文字一文字、ゆっくり、ていねいに書くことを心がけてください。

【日付／曜日】　日付と曜日は必ず記入してください。その日のお天気などは記入する必要はありません。

【書く時間帯】　1日の終わり、「もう後は寝るだけ」という時間帯につけるようにしてください。夜に入浴する方は、お風呂あがりから就寝までのひと時を「日記タイム」にするのがおすすめです。

【書く場所】　落ち着ける場所で、必ず自分ひとりになって机に向かうようにしてください。にぎやかな場所や、そばに他人や家族がいる場所で書くのは避けましょう。

【日記にかける時間】　これも制限はありません。3分で3行を書いても、30分かけて3行を書いても構いません。日記にかける時間が日によって違ってもOK。気持ちに余裕があるときやじっくり考えてみたいときは、いつもより時間をかけて書いてみるといいでしょう。

【他人には見せない】 この日記は、ネットのブログのように他人に見られることを前提に書くものではありません。「他人に見せない」のを前提にしましょう。

【作文ではない】 この日記は作文とは違います。うまく文章をまとめようとか、きれいな文にしようとかといった配慮は必要ありません。むしろ、自分のなかの気持ちを吐露《とろ》することのほうが大切。文章のうまいヘタにこだわらず、素直に思ったことを書いていくようにしましょう。

【悪口もＯＫ】 他人の悪口や会社への不満を書いてもＯＫです。「きれいごと」でまとめる必要はありません。愚痴《ぐち》、誹謗《ひぼう》、中傷《ちゅうしょう》、ねたみ、そねみ……。そういう自分のネガティブな感情も素直に書き落としていきましょう。

【日記帳／ノート】 好みのもので構いません。大学ノートにつけていくのでもＯＫです。ただ、通常の日記帳だと、1日の「記入スペース」が広めにとってあるものが多いので、3行でとどまらず、もっと書きたい気持ちになってしまいがちです。ちなみに私は、長年「3年日記帳」を愛用しています。これだと、1日1日の記入スペースが狭く区切られていて、3行で綴っていくのにちょうどいいのです。

【手帳に書くのはNG】普段使いのスケジュール手帳に日記をつけるのはあまりおすすめできません。手帳には「忙しい」というイメージがあります。それに、手帳につけていると、日々のスケジュールが目に飛び込んできてしまい、かえって交感神経を刺激してしまう可能性もあります。あくまで、手帳と日記は別にしましょう。

【毎日でなくてもOK】毎日つけるのが基本ではありますが、たまに空いてしまう日があっても構いません。酔って帰ったり、出張で忙しかったりして、どうしても日記をつけられない日は出てくると思います。ただ、途切れてしまったからといって気にすることなく、コンスタントにつけ続けていくようにしましょう。

毎日でなくてもOK、自分のペースで書く

1点だけ、補足しておきましょう。

基本マニュアルの最後に【毎日でなくてもOK】とありますが、この項目を意外に思った方もいらっしゃるかもしれません。「日記」というと、「毎日欠かさずつけなきゃいけな

いもの」というイメージがありますから、そうじゃなくてもいいと聞いて少しほっとされた方もいらっしゃるでしょう。

もちろん毎日つけられるのであればそれに越したことはないのですが、決めたことをすべて完璧に守れる人なんてそうそういません。長くつけていれば、日記どころじゃない騒ぎの日もあるでしょうし、どうしても日記まで手が回らない日もきっと出てくるでしょう。

私だって、出張続きで落ちつかなかったり、急な法事が舞い込んできたり、少々お酒を飲みすぎてしまったりして、〝まあ、今日は日記はいいや〟という日が年に2、3回くらいあります。そういうときは、無理にがんばって日記をつけ続けようとしなくてもいいと思うのです。

ただ、心しておいていただきたいのは、**1日や2日空いても、いつでもすぐ日記に戻れるようにしておく**ということです。

私は、3行日記は「自分の拠《よ》りどころ」となる存在だと思っています。長くつけ続けていると、毎日の自分の行動や心の変化を書き綴っている日記が、だんだん「自分そのもの」のように思えてきます。どんなにつらいことがあった日も、どんなに疲れた日でも、帰っていつものように日記を開けば、ふっといつもの自分に戻れます。そういうことを長く続けていると、毎日、日記が自分の帰りを待ってくれているような気にもなってきます。

ですから、**日記を「自分だけの居場所」「自分の帰るべきところ」のように捉えて「拠りどころ」にしていくといい**と思うのです。このように思っていると、たとえ日記を書けなかった日が出てしまっても、翌日の夜、またいつものように「自分の拠りどころ」へ戻っていくことができるようになるものなんですね。

私は、こういう感覚で日記に接するのが大事だと思います。どんなことがあった日でも、日記だけは自分を理解してくれるし、日記だけは裏切らない。そのうち、自分をわかってくれる唯一無二の友人のように思えてくるかもしれません。

そして、そういうふうに親しみを持っていると、日記を開いただけでスッと心と体が落ち着くようになっていくものなのです。

みなさんも、3行日記を「自分だけの拠りどころ」として書くようにしてみてください。ぜひとも、長く長くつけ続けて、日記との〝絆〟を太く強固なものにしていっていただきたいと思います。

では、このあと書き方について具体的に説明していきましょう。

①「今日いちばん失敗したこと」で、自分の心を裸にして、マイナスの感情はすべて吐き出す

素の自分に戻る時間をつくることが大切

私はいつも、3行日記を書くときは〝心を裸にする〟つもりで臨むようにしています。

どんな人でも、日中は無意識のうちにいろいろな我慢をしているもの。人前で格好をつけたり、自信がないのに虚勢を張ったり、嫌な奴の前でニコニコしたり、心にもないお世辞を口にしたり……。その場その場の状況をうまく切り抜けるために、自分を都合よく粉飾したり、自分を無理に捻《ね》じ曲げたりしています。

言わば、「素《す》の状態の自分」に、毎日毎日、〝虚飾〟という服を着せて、心に我慢を強《し》いているようなもの。なかには、心に相当〝厚着〟をさせてしまっている人もいるでしょう。そして、そういう1日1日の虚飾と我慢の積み重ねが、私たちにとってじつは結構なストレスになっているものなのです。

だから、せめて1日の終わりに日記に向かうときぐらいは、心を裸にしたほうがいいと思うのです。日中の間、心に着せていたたくさんの〝虚飾という衣《ころも》〟を1枚1枚脱ぎ捨てて、**自分の心を「裸の状態」にしたうえで、できるだけ自分の心をごまかさずに一文字一**

文字を書き落としていく。格好をつけず、自分に嘘をつかず、素っ裸になった自分のなかの感情を直視して、素直に書き落としていくようにするといいでしょう。

日々〝虚飾の重ね着〟ばかりしていると、我慢我慢の連続で心にストレスがたまります。それに、そうしたストレスは、自律神経を乱れさせる大きな原因になってきます。ですから、日中の**〝重ね着〟が多い人ほど、そういう「素の自分」に戻る時間を大切にしたほうがいい**のです。

もちろん、なかには書きにくいこともあるでしょう。とりわけ、自分のなかの悪い感情にスポットを当てるのは、自分の欠点が浮き彫りになってくるようで気が進まないかもしれません。

でも、悪い感情を避けていてはダメ。むしろ私は、そういう自分のマイナス面こそ積極的に書いていったほうがいいと思います。

たとえば――、

「ああ、もうこんな会社、辞めてやる！」（会社への不満）

「いくら得意先とはいえ、あんな嫌なヤツに、あんなおべっかを言った自分が情けない」

（自分の態度への不満）

「○○部長の仕打ちはサイテーだ、いつか十倍返しにしてやる」（上司への悪口）

「あんなことで怒るなんて……、おれはなんてケツの穴の小さな男だ」（自己嫌悪）

「もうっ、なんで私だけ責任を問われてこんな目に遭わなきゃならないの！」（自分の待遇への憤り）

「妻（夫）のひと言ひと言にハラが立つ！　もう一緒の空気を吸っているのも嫌だ」（パートナーへの不満）

もっと、いろいろなパターンがあると思いますが、要するに、こうしたマイナスの感情を3行日記のいちばん最初、「今日いちばん失敗したこと（嫌だったこと）」の項目にどんどん書き落としていくといいのです。

悪口、陰口、不平、不満、怒り、嫉妬、ねたみ、そねみ……。どんなマイナス思考でもどんなに暗い言葉でも構いません。とにかく、妙な気遣いは無用です。誰にも遠慮することなく、自分のなかの思いのままの感情を吐き出していくことをおすすめします。他人の悪口にしても、当の相手に聞かれれば角《かど》が立つでしょうが、日記には口はついていません。他人に知られる心配はまったくないのですから、日記に対してだけは、自分のマイナス面の感情を包み隠さずにさらけ出していくといいでしょう。

心の中のことは、自分を「あきらめ」なければ、見えてこない

なぜそんなに悪い感情や行動を日記に吐き出すことにこだわるのか。

それは、**自分を「あきらめる」ことにつなげられる**からです。

ここで言う「あきらめる」は、「諦める」ではなく「明らめる」。物事を途中でギブアップすることではなく、物事を明らかにするという意味です。

自分の心の中のことは、自分では案外わからないものです。〝これは嫌なパターンだな〟とか〝なんとなくマズイことになってきたな〟などと頭の中で思っているだけでは、ずっと何も見えないのも同じです。自分の心の中のことは、書き出してみてはじめて見えてくるもの。ですから、まずは**日記に書き出して、それを〝明らめて〟おくことが大事**なのです。

自分のなかの悪い感情を日記に吐き出して〝明らか〟にしてしまえば、おのずと、じゃあ、これからはどうすればいいかを考えるようになっていきます。心の負担になっているストレスがあるなら、その存在を〝明らか〟にしてしまえば、後はそのストレスをどう解消していけばいいかを考えていけばいい。要するに、まずあきらめないと、何も始まらないんですね。

あきらめることで、事態は動き出します。

たとえば、あなたが「ライバルの同僚に激しい嫉妬を感じて、そんな嫉妬深い自分に嫌悪感を覚えた」ということがあったとします。そういうときは日記に「ジェラシー……ああ、器《うつわ》が小さい！」といった一文を書き落としてください。

こういうふうに日記に書き落としていると、後日、自分の「嫉妬深さ」への対し方が違ってくるようになるのです。もし「ジェラシー……ああ、器が小さい！」と書いたことが記憶に残っていれば、同じようなシチュエーションでジェラシーを抱いたときに、同時に「器が小さい」という語もまた頭に浮かぶことでしょう。そうすれば、〝ああ、ダメだダメだ、また同じ失敗をしようとしている〟といった考えが生まれ、前回とは行動が変わってくるかもしれません。

このように、**自分のなかの悪い感情やストレスは、日記に書き落として〝明らめて〟お**

くだけで、少しずつ変わっていくものなのです。〝明らめて〟おくと、心も体もラクになるし、この懸案をどうにかしようという意識が働くようになる。それによって、自分の嫌なところを認められるようになったり、嫌なところを変えられるようになっていったりすることも少なくありません。

そして私は、**こうした〝効果〟も、日記をつけて自律神経の力が引き出されていったことにより現れる**ものだと考えています。書いて問題の所在を〝明らか〟にしておくと、自律神経のバランスは安定します。しかも、その懸案事項がしっかり意識づけされると、自律神経が〝その気〟になって、なんとかその問題を解決しようというモードへ入っていくのです。

きっと、こうした自律神経の力をうまく引き出していければ、自分の心や性格を自分のなりたい方向に変えていくこともできるのではないでしょうか。

「虚飾モード」から「素直モード」にシフトチェンジする時間が必要

私は、**自律神経は自分に嘘をつくと乱れる**と考えています。

もし、日中の活動時、心にもないことを言っていたり、自分の意思に反する行動をとったりしていたら、かなり自律神経が乱れてしまうでしょう。自分に嘘をついたまま、虚飾に満ちた日常を送っていたなら、バランスが乱れに乱れて心にも体にも相当の悪影響がもたらされるだろうと予測できます。

もっとも、この世間を生きていくには、誰しもが自分を飾ったり自分を曲げたりして〝多少の虚飾〟に身を包んでいかざるを得ないのも現実でしょう。何の警戒もせずに常に無垢《むく》な自分をさらけ出していたら、他人からなめられるかもしれませんし、だまされたり傷つけられたりするかもしれません。自分をガードするには、自分に多少の嘘をつくのは仕方のないことなのでしょう。

でも、だからこそ日々3行日記をつけて**「裸の心」「素の自分」を見つめ直し、バランスをとっていくことが必要だ**と思うのです。〝日中は多少の嘘があったとしても仕方がない。でも、日記を前にしたらもう自分に嘘はつかないぞ〟という姿勢で3行を書いていけば、心身のバランスをうまく保てるようになっていくでしょう。それこそ、「虚飾モード」から「素直モード」にシフトチェンジするようなもので、自律神経のバランスもおのずと安定するようになるのです。

ですから、みなさんも日記に向かったら、できるだけ自分に嘘をつかず、嫌な感情やストレスも包み隠さず吐き出すようにしてください。

そう言えば、あのジョン・レノンも若い頃日記をつけていたそうです。

現在は所在がわからなくなっているらしいのですが、その日記には、若き日のジョンの思考や行動がかなり赤裸々に綴られていたとされています。

ご存じの方も多いと思いますが、ジョン・レノンは伯母の手で育てられ、父親、母親を早いうちに喪《うしな》っています。虚飾に満ちた世間に反抗心を抱き、かなり荒れた生活を送っていた時期もあったようです。そして、ジョンはその日記に自分のなかの嫌な感情はもちろん、犯罪的行動や性的な遍歴まで、自分のすべてをさらけ出すように書き落としていたのだといいます。

ただ、その内容に関しては、日記の原文が公開されているわけではなく、第三者のジャーナリストが煽《あお》るように伝えていることなので、ジョンが本当にそんな放蕩《ほうとう》生活を送っていたのか真偽のほどは定かではありません。

でも、私はかなり信じられる気がしています。

なぜなら、それくらい心を裸にできる人でないと、ああいう美しい音楽をつくることはできないと思うからです。

みなさんもよくご存じのことと思いますが、ジョンはとことん自己を内省し、自分のなかの寂しさや弱さをさらけ出すように歌にしていくことにより数えきれないほどの名曲を生んできました。ジョンのつくった曲のどれもが彼自身の魂の叫びのように聞こえる人も多いことでしょう。

それはきっと、**心を裸にしたうえで、多くのことを〝あきらめて〟きたから、できたこ**となのではないでしょうか。日々生きているなかで、自分の心の内の虚飾や嘘を〝明らめて〟、真実だけを追求してきたからこそ、あんなにも多くの人の胸を打つ音楽をつくることができたのではないでしょうか。

たぶん人には**「自分の嘘」を見つめる時間が必要**なのです。

ぜひみなさんも、自分の中の嫌な感情に目を背《そむ》けることなく、自分を〝あきらめる〟ことに力を傾けてみてはいかがでしょうか。

②「今日いちばん感動したこと」は、短くて力のこもった言葉で書き記す

「ワンフレーズ・ポリティクス」には、人を惹きつける心理的理由がある

「痛みに耐えてよくがんばった！　感動した！　おめでとう！」

「自民党をぶっ壊す」

「改革なくして成長なし」

みなさん、これ、どなたの言葉か覚えていらっしゃいますか？

そう。小泉純一郎元総理の言葉です。当時は「ワンフレーズ・ポリティクス」などとも呼ばれていましたね。

こうしたワンフレーズの発言をいま振り返ってみると〝さすがだな〟と思います。その頃の小泉さんがたいへん幅広い層の人々に人気があったのもうなずけようというものです。

なぜなら、**短くて力のこもった言葉は、人々の脳裏に強く意識づけされる**ものだからです。力のこもったワンフレーズは、だらだらとした長い言葉よりも、鮮烈に人々の記憶にインプットされます。おそらく、小泉さんはそういう言葉の力を知っていたのでしょう。

だからこそ、政治家として誰よりも多くの人々の心を惹きつけることができたのではない

でしょうか。逆に、もし小泉さんが答弁やコメントなどで長くだらだらした発言を繰り返していたら、あれほど鮮やかな印象は残せなかったのではないでしょうか。

この項は、3行日記の基本である「短い文のつくり方」について考えましょう。

書こうと思っていることを短い文にまとめるのは、実際にやってみると、なかなか難しいものです。「短い文で日記をつける際のポイント」を挙げると、次のようになります。

①文章にしようとせず、なるべくワンフレーズで表現する
②そのときの状況を説明しようとしなくてもいい
③いちばん核心をつく重要な部分だけを切り取って、そこに焦点を絞って書く
④自分の気持ちを素直に吐き出す
⑤その一文に気持ちを込める

より強くインプットされる、1行の書き方

では、これらのポイントを踏まえつつ、例を交えて説明していきましょう。

たとえば、資格試験を受けて、見事合格した日の夜、みなさんなら3行日記の2行め「今日感動したこと」として、どんな一文を書き込むでしょうか。

A「1年間コツコツ勉強してきた資格試験の発表通知が届いた。結果は合格。ほんとうにうれしい」
B「ついに合格、やった！　やった！　やった！」

さて、みなさんはAとBのどちらが強く意識にインプットされると思いますか？

そう。Bのワンフレーズばかりを並べた文のほうが力がありますよね。Aのほうだと、文が長くてスッと頭に入ってこない感じがしますが、Bのほうはスッと頭に入ってくるのではないでしょうか。

要するに、これでいいのです。別に**文章としてきれいにまとめようとしなくてもいいし、そのときの状況を説明しようとしなくてもいい。**

状況の説明が不要なのは、**核心をついた一文であれば、説明をしなくてもそのときの状**

況がありありと思い出されるからです。たとえ何週間か経った後でも、この日、日記に書いた「ついに合格、やった！　やった！　やった！」という一文を見れば、そのときの喜びがすぐに頭に浮かんでくることでしょう。

結局、こういう短くて力のこもった言葉のほうが、そのときの状況がより鮮やかに記憶に焼きつけられ、脳や自律神経に強いインパクトを残すことになるのです。

また、この際、ヘンに格好をつけたり体裁《ていさい》をつくろったりしないで、自分の気持ちをできるだけ素直に表すようにするといいでしょう。

それと、その一文に気持ちを込めることも大切です。とりわけ、うれしかったことや感動したこと、願いごとや目標などを書く際には、そのときの〝気持ち〟を文字に込めるのが大事になります。

ここはひとつ、私自身の例を挙げさせてください。

じつは、先日ゴルフで人生初のホールインワンを達成したのです。ゴルフをやる方ならおわかりと思いますが、ホールインワンなんて滅多にお目にかかれるものではありません。私も自分には一生縁のないものだとばかり思っていました。それが、出たのです。

しかも、たまたま拾った他人のボールでの達成でした。ゴルファーならいつも自分のボールで打ちたいものなのですが、そのときは、前のホールでボールをロストしてしまい、新しいボールを出すのが面倒だったので、拾ったそのボールを使ってみたのです。

夕日が照り差す逆光のなかを太陽に向かって打ったので、打った後はまぶしくてボールの行方がわからないほどでした。「あれ、どこいったんだろう、またロストかな」なんて冗談を言いながら歩いていくと、見事にカップインしていたのです。メンバーからも大きな歓声が湧《わ》きます。そのときのうれしさは、なかなかひと言で表せるものではありません。でも、私はその晩よく考え、次の1行を日記に書き落としました。

「ホールインワン！　奇跡が起こった!!」

一文字一文字、うれしさをかみしめるように気持ちを込めて書きました。何十年経っても、この1行を見れば、私はこの日の情景を逐一思い出せるでしょう。「他人のボールで打ったこと」「ぎらぎらと輝く美しい夕日」「カップインを見たときに湧き起こった歓声」――この日の奇跡を私は生涯忘れることがないでしょう。

③「明日の目標」では、
1日のうちで自分の力を
集中すべきポイントを絞り、
具体的な行動を書く

勝負のしどころでの具体的な行動を書く

3行日記にはすばらしい効果がいろいろありますが、そのひとつとして**「日々のモチベーションがアップする」**という点も見逃せません。

先にも述べたように、3行日記では「今日いちばんの失敗→今日いちばんの感動→明日のいちばんの目標（もしくはいちばんの関心事）」という順番で書いていくルールになっています。

モチベーションアップは、この順番が重要です。この順番で書くと、たとえ最初の「いちばんの失敗」で気持ちが暗くなるようなことを書いても、次の「いちばんの感動」を書くことで〝悪いことばかりじゃなく、いいこともあったよな〟ということがわかり、気持ちが立ち直っていきます。

そして、最後の「明日の目標」を書くことにより、「今日のこと」から「明日のこと」へと気持ちを切り替えられ、〝よし、明日はよりいっそうがんばるぞ〟というプラス思考に考えをシフトできるようになっていくのです。

ただ、最後の「明日の目標」は書き方にちょっとしたコツがあります。ここでは、この書き方について述べていくことにしましょう。

人間は、常に全力投球を続けていくことはできません。全力で走り続けていたら、すぐに疲れ果ててしまいます。ですから、**1日という「全体」を見渡して、1日のうちのどこがいちばん自分の力を集中的に出すべきポイントなのかを見極めていかなくてはなりません。**

要するに、明日という1日のなかでの「力の入れどころ」「勝負のしどころ」をつかんでおくことが大事なのです。

みなさんも、明日のスケジュールをざっと頭に浮かべてみれば、〝まあ、これとあれは並みの力でも簡単にこなせそうだけど、こっちは自分の力量を問われる重要な仕事だからフルパワーでがんばらなくちゃいけないな〟という優先順位のようなものが出てくるでしょう。それがわかったら、**その「重要な仕事」のどういう点にいちばん力を注ぐべきなのか、その1点にポイントを絞り込んでいく**といいのです。そして、その絞り込んだひとつのポイントを「明日の目標」として日記に書き落としていくのです。

たとえば、明日の午後、新商品開発会議であなたがプレゼンをすることになっていて、あなたが〝プレゼン中に、商品見本を扱いながら、ちょっとユーモアを交えて笑いをとりながら話したい……。そのほうが場が和《なご》むし、商品のよさも、自分の仕事の力量もみんなにアピールできるだろう〟と思ったとしましょう。そうしたら、3行日記の「明日の目標」のコーナーに「プレゼンでみんなの笑いをとる」と書き落とせばいいのです。

別のパターンも挙げてみましょう。たとえば、明日、仕事が終わった後で、異業種交流会のパーティーが予定されていて、あなたがそのパーティーの参加者のAさんに自分を売り込みたいと思っているとします。うまく自分をアピールするには、得意な「マーケティング」を話題にするといいんじゃないかと考えているとします。こういう場合は、「Aさんとマーケティングの話で盛り上がる」というふうに3行日記に書くといいのではないでしょうか。

このように、「明日の目標」は具体的であればあるほどいいのです。単に「明日はプレゼンをがんばる」とか「明日はパーティーで自分を売り込む」とかと書くよりも、もっともっと細かくポイントを絞って、〝どういうふうにがんばるか〟〝どういうふうに売り込むか〟といったように**勝負のしどころをクローズアップして具体的な行動を書いていくほうがいいでしょう。**

そうすることで、目標に据《す》えた物事がいい方向にシフトしていくはず。なぜなら、そのほうがより自律神経の力が引き出されやすくなるからです。

自律神経の力を発揮して、シミュレーション通りに成功させる

どうして、目標を具体的に書くと、自律神経の力が発揮されて物事がうまくいきやすくなるのか。

それは、重点ポイントがはっきり〝意識づけ〟されるからです。

考えてみてください。プレゼンにしても、セールスにしても、会合や打ち合わせにしても、重点ポイントをしっかり意識して乗り込むのと、まったく意識しないまま乗り込むのとでは、結果が大きく違ってくると思いませんか？　ビジネス上で誰かと食事をするときだって、ただ漠然と食事の席に着くのと、〝この人と食事をするならコレとコレを必ず聞くようにしよう〟と意識して席に着くのとでは、話の中身の充実度が大きく違ってくるこ

とでしょう。

つまり、**勝負どころのポイントがどれだけ強く意識されているかで大きな差がつくことになる**のです。

それに、目標の重点ポイントがしっかり意識づけされていると、〝じゃあ、この目標を達成するにはどのように振る舞おうか〟と、おのずと頭の中でシミュレーションをするようになります。きっと、〝明日はどんな服を着て、どこに行き、誰と会うのか、そこで自分はどんな役割を果たして、相手からどんなふうに見られるのか〟といった想像をふくらませることになるでしょう。

そして、このように重点ポイントを意識してシミュレーションをしていると、ここぞという勝負の場面で自分の思い通りのイメージで振る舞えるようになっていくものなのです。シミュレーションがうまくいけば、自分の思惑通り、ひとつひとつ予定を確認しながら実行していくように事を進められることもあります。本当に、こういう準備をしているのとしていないのとでは、パフォーマンスの出来も、仕事の結果も、天と地ほどの開きが出ると言っていいのではないでしょうか。

私は、このような力が発揮されるのも、**目標がしっかり意識づけされることによって自**

律神経が〝その気〟になるせいだと考えています。しかも、シミュレーションが綿密に行なわれているほど、自律神経も〝シミュレーション通りに動こう〟と機能する傾向があると見ています。

つまり、明日の目標を実現するための力の入れどころがしっかりインプットされていると、心も体もその通りに動いてくれるようになり、目標を達成したり物事を成功させたりする確率が大きくアップするわけです。

ちなみに、一流のアスリートは、こうした効果を十二分に引き出そうと、日々シミュレーションをして準備を整えています。どのアスリートもみんな、前日にシミュレーションをしているかどうかで、自分のパフォーマンスにどれほど大きな差がつくかを思い知らされているのです。

本田圭佑選手などは、代表戦の試合後のインタビューでコメントを求められると、毎回口癖のように「次もしっかり準備をして臨みたいと思います」といったことを話しています。本田選手だけでなく、日本代表で出るような選手はみな判で押したように「準備」の大切さを強調しています。

結果が出るかどうかは、「どれだけいい準備ができるか」にかかっていることを熟知しているからこその発言なのでしょう。

ぜひ、みなさんも「明日の目標」を絞って、勝負どころをクローズアップして、しっかり準備をしたうえで寝床に入るようにしてみてください。

私は、目標をひとつに決めて重点ポイントを明確にしていくのも「あきらめ」だと思っています。**力の入れどころをひとつに絞って〝明らかに〟しているからこそ、その1点に全力を集中することができる。**いわば、1日1日、目標を〝明らめて〟いくことが、よりよい結果へとつながっていくわけです。

3行日記での〝明らめ〟を習慣にしていけば、「ここぞ」という勝負どころで自分のシミュレーションに沿った行動をとることができるようになっていくはず。仕事でも、人間関係やスポーツでも、勝負強くなるのです。そして、いずれ慣れてくれれば、どんな大事な場面でも慌てずに自分の力を発揮していけるようになっていくでしょう。

人の勝負強さというものは、こういう日々の〝あきらめ〟の積み重ねによって養われていくものなのではないでしょうか。

書いたことが
普段から頭に浮かぶようになれば、
自律神経をコントロールできてきた
証拠である

「変化」が現れるには、どのくらい日記をつければいいか

私は講演などがあると、よく3行日記の話をして多くの方にこのメソッドを広めようとしています。そういうとき、ひと通り話し終わった後の「質問コーナー」で、次のように聞かれることがあります。

「先生、その3行日記は、どれくらいつけ続けていれば効果が現れるのでしょうか」

たしかに、どんなメソッドでも「どれだけやれば効果が出てくるのか」は気になるところですよね。で、結論を申しますと、私はいつも**「早ければ1～2週間で効果が現れるはずです」**とお答えしています。

たとえば、体の調子がよくなってきたり、仕事中イライラしなくなってきたり、何事も落ち着いて行動できるようになってきたり、身のまわりのいろんなことがうまくいくようになってきたり……。日記をつけはじめて1～2週間経ってからこうした変化が現れてきたなら、効果が出てきた証拠と言っていいでしょう。

最初のうちは、自分ではなかなかわからないかもしれません。むしろ、こういう変化は、

家族や友人、同僚などの身近な人のほうが気づきやすいもの。身近な人から「最近調子よさそうじゃない」「なんか前と比べて変わった？」などと言われて日記の効果に気づくケースもあるでしょう。

なお、こうした変化が現れてくると、以前日記に書き落とした文言が、日中の活動時にふと頭に浮かんでくるようになります。例を挙げれば、「プレゼンでは笑顔を絶やさない」と書いた言葉が、プレゼンを前にした緊張場面でふっとよみがえってきたり、何日も前、「知ったかぶりをしていると、いつかボロが出るぞ！」と書いた言葉が、酒の席で上司と話し込んでいるときにふっと頭をよぎったり……そういうことがわりと頻繁に起こるようになってくるのです。

そして、このように、**日記に書いた言葉が後々になって思い出されるようになってくれば、もう十分に日記を活用できている**と断言していいでしょう。なぜなら、日記の文言が頭に浮かぶのは、それだけ強く〝意識づけ〟ができているということだから。つまり、**短い文言での意識づけが成功して、自律神経が〝その気〟になってきていることを示しているのです。**

言ってみれば、自律神経が〝日記のペース〟にハマってきているというわけ。こういうふうに〝日記のペース〟に持ち込めるようになってくると、日々のいろんなことがうまくいくようになってきます。すなわち、心と体を自分でコントロールしながら、自律神経の力を引き出せるようになっていくのです。

定期的に日記を読み返せば、大きなメリットが得られる

この章では「実践編」として、3行日記のつけ方のノウハウを見てきたわけですが、みなさん、「このカタチ」で日記をつけると、いかに自分の力を引き出していくことができるか、納得していただけたでしょうか。ただ、この章の締めくくりにもうひとつ、大切なアドバイスをしておきましょう。

それは、この**3行日記を定期的に読み返していただきたい**ということ。

読み返すと言っても、それは〝日記に書いたことを忘れないようにしよう〟と、何度も確認することではありません。たまに、夜に書いたことを翌朝もう一度読み返す人がいますが、それも必要なし。日記の文言は書いた時点で意識に強くインプットされているはずですので、そこは日記の力を信じてください。

私のアドバイスは、**1週間おきとか1カ月おきとか、自分で期限を決めて、日々自分がどんなことを書いているか、全体を読み返して〝総覧する機会〟をつくっていただきたい**ということです。

日記というスタイルだと、どうしても1日という短いスパンの出来事を視野にして書くことになります。1日1日このスタイルで書いていると、「その問題が日にちの経過とともにどう推移していったのか」とか「自分の心境や行動が日数とともにどう変わっていったのか」といったことは、読み返さないとなかなかわかりません。ですから、そういう変化や推移に注目しながら、定期的にページをめくって総覧していただきたいわけです。

実際にやってみるとわかりますが、半年分とか1年分とかの3行日記をざーっと眺めていると、**結構「同じようなこと」や「似たようなこと」ばかり繰り返し書いていることに気づかされます。**それによって〝自分はこういうことで悩みやすいんだな〟〝自分の興味対象はやっぱりこっちに向かうんだな〟といった**「自分の傾向」をつかむことにつながる**わけです。

また、会社への不満ばかり書いている時期があったり、気になる異性のことばかり書いている時期があったりということに気づく場合もあるでしょう。こうしたことも時間をおいて後から振り返ってみれば、〝そうか、あの頃はこんなつまらないことで振り回されていたんだ〟〝この頃に比べれば、多少は成長したかな〟といったことが見えてくるものです。

それに、出来事の推移や自分の変化に着目しながら、**長期的なスパンで日記を読み返していると、自分の仕事における大きな流れ、自分の人生全体の大きな流れのようなものが見えてきます。**「自分がいったいどこからどこへと向かおうとしているのか」「その大きな流れのなかで、いまの自分はどの辺にいるのか」といったことがつかめるようになってくるのです。

私は、1週間おきに読み返すとともに、年末年始や自分の誕生日などの節目節目にも読み返していくのがいいのではないかと思います。

日記を読み返して〝自分はやっぱりこの道を進んでいくのがいいんだ〟ということが再確認されれば、その方向へ向かうため、自律神経がより素晴らしい推進力を発揮してくれることになるでしょう。みなさん、こうした力を引き出せるよう、1日1日を大切にして最高の自律神経を育てていくようにしましょう。

第3章

「日記」で自分が変わる！人生が変わる！

――人生を自分の手に取り戻して自由に生きるスキル

人が成長するために
必要なことは、
自律神経を高いレベルで
安定させることである

レディー・ガガが時代の最先端で自分を変え続けられるのは、常に「過去の自分」を顧みているから

あのレディー・ガガが日記をつけているそうです。

世界中をツアーで回りながら、自分の主張や考えだけでなく、その日その日のすべての出来事を日記に書きとめているのだといいます。

インターネットの情報ではありますが、ある関係者によれば、レディー・ガガは未来の自分の子供のためにその日記を書いているのだとか。彼女は未婚ですが、日記を残しておけば、自分がポップスターとしてどんな道を歩んできたかを、将来、子供が知ることができると考えているのだといいます。

ガガはいずれその日記を出版することも検討しているらしいのですが、本になったら、私もぜひ読んでみたいと思っています。

じつは、私は彼女の大ファンです。仕事であまりに疲れたときは、いつもソファに寝転がって彼女の曲を聴くことにしています。すると、不思議なくらい疲れがとれて元気が出

てくるのです。あの軽快なロック・ビートは、自律神経のバランスを安定させるのにとても適しています。意外に思う方もいらっしゃるかもしれませんが、自律神経を整えるには、スローなヒーリング音楽よりも、規則的なビートでスピーディにテンポを刻んでいくロックンロールのほうが向いているのです。

ただ、私がレディー・ガガのファンになった理由は、音楽が気に入っているからだけではありません。周囲をアッと驚かせるあの奇抜なファッションやパフォーマンスを含め、日々変わり続けているところが好きなのです。刻々と変わる世の中で、時代の最先端を疾走していくには、自分も変わり続けていかなくてはなりません。レディー・ガガは、それを十分に承知していて、日々自分を変え続け、新たな自分の可能性に挑戦し続けているのでしょう。

ご存じの方も多いと思いますが、レディー・ガガは最初から多くの人に受け容《い》れられたわけではありません。学生時代にいじめに遭ったり、その後もストリップクラブで働いたり、薬物中毒になりかけたりと、さまざまな辛酸をなめてきました。

でも、彼女はそういう過去を隠そうともせず、すべて自分の姿なんだと受け容れて、逆に自分の音楽活動へのエネルギーに変えてきました。つまり、そういうふうに、**過去も含**

めてしっかりと自分の姿をつかみ、常に自分自身を顧みているから、変わっていけるのではないかと思うのです。

これは私の推測でしかありませんが、常に変わり続ける彼女にとっては、日々つけている日記の存在がかなり大きいのではないでしょうか。

自分を「変えたい」なら、心身を安定させることが一番だという理由

この第3章では、**「自分という人間を変えたり成長させたりするために、日記がどんなに大きな効果を発揮してくれるか」**というテーマを中心に見ていきたいと思います。

みなさんは、自分を変えたいと思ったことがありますか？

〝もっと仕事で認められるようになりたい〟〝もっと美しく自分を磨きたい〟〝もっと人間関係を上手にこなせるようになりたい〟——たぶんたいていの人はこのような願望を抱いたことがあるのではないでしょうか。

ではみなさん、「変わる」ために、いちばん大切なのはいったい何だと思いますか？

私は、「安定」だと思っています。自分を変えるには、まず自分という人間を日々しっ

かり安定させなくてはならないのです。

なかでも重要なのは、自律神経のバランスの安定です。そもそも、人が変化したり成長したりするには、目の前の壁を乗り越えるためにより大きな力を出す必要があります。それには、自律神経を高いレベルで安定させていなくてはなりません。そして、そのためには、1日1日リカバリーショットを打って自律神経を整えることが不可欠です。すなわち、**もし自分を変えたいなら、そのためにこそ日記をつけて自分を安定させていくべき**なのです。

それに、日記をつけていると、心も体も安定して静まった状態で「素の自分」をしっかり見つめていくことになります。それは、ダメなときの自分も、いいときの自分も、みんな受け容れて、等身大のありのままの自分を見つめていくということ。そして、そういう等身大の自分の姿がつかめていると、〝自分が変わるには何が足りなくて何が必要なのか〟〝自分が成長するにはどうすればいいのか〟といったポイントがよりクリアに見えてくるものなのです。

きっと、どんどん成長して変わっていける人は、そういう「自分との対話」をさんざん繰り返してきているのだろうと思います。つまり、日々心身を安定させて自分を顧みて、いまの自分の力を知りつくそうとしているから、自分を変える何かをつかみ取っていくことができるのです。

これも推測ですが、レディー・ガガは、「自分との対話」をこれまで嫌になるほどやってきて、自分のありのままの姿を知りつくしているのではないでしょうか。だからこそ、変わり続けていくことができるのではないでしょうか。

人は変わりたいと思うもの。

でも、現代では多くの人が「変わるための自分の磨き方」を履き違えているのではないでしょうか。資格を取ったりスキルをつけたりして、がむしゃらにがんばるだけでは自分を変えられません。**変わるために大切なのは、日々、自分の足元を見つめ、自分自身を顧みていく姿勢**なのです。

先のことはわかりませんが、今後、3行日記の〝効果〟が広く認知されるようになれば、〝自分磨き〟のために日記をつけることが「最低限のたしなみ」のようになっていくかもしれません。そうすれば、日本人にもレディー・ガガのように、変わり続けながら時代を引っ張っていく人が現れてくるかもしれませんね。

がんばりすぎのあなたには
アクセルよりブレーキが必要だ、
そのためには
ブレーキ＝副交感神経を高める
技術を磨こう

「時間に追い立てられる感覚」が取れないとサザエさん症候群になってしまう

突然ですが、みなさんは日頃、時間に追われているような感じがすることはないでしょうか。

目の前のことが済んだら次、次が済んだらその次というように、びっしりスケジュールが詰まっていて、時にはひとつの仕事がまだ全然片づいていないのに、次のことに取りかからなくてはならない……。次々にせきたてられ、時間に追い立てられているかのように感じることがあるでしょうか？

もし、そういう感覚を日常的に抱いているとしたら、かなり問題アリと思ったほうがいいでしょう。**時間に追われる感覚がなかなかとれないのは、自律神経のバランスが交感神経一辺倒に傾いてしまっている証拠**です。きっと、すでに不眠やだるさなどの体調不良を感じている人も多いはず。精神的にも肉体的にも余裕のない追い込まれた状況になっていると言えます。

しかしながら、程度の差はあれ、このように「時間に追い立てられる感覚をぬぐえないまま日々を過ごしてしまっている人」はかなり多いのです。じつを言うと、昔は私自身も「時間に追われる人」のひとりでした。

みなさんは「サザエさん症候群」という言葉をご存じでしょうか。

これは、日曜日の夕方、「サザエさん」のテーマソングがテレビから流れる時間になると、**〝ああ、明日はまた会社（学校）か〟という思いが大きくなってきて、憂うつになってしまう**病態のことを指します。

じつは、30歳をすぎた頃、私もこれになったことがあるのです。

とはいえ、私は仕事が嫌いなわけではありませんでした。むしろ仕事大好き人間であって、その頃はろくに休みもとらず、働きに働いていました。朝7時には病院に入り、日中は手術や診療で昼食も食べられないほど忙しく、夜は日付が変わる頃まで残務整理をしているのが当たり前でした。たしかに激務でしたが、それでも〝仕事が嫌だ〟と思ったことはありません。だから、多少体調が悪くても「当然のこと」として仕事漬けの日々を送っていたのです。

ですから、日曜日の夕方になると気持ちが暗くなってくる自分の〝症状〟に気づいたときは、ちょっとショックでした。好きでがんばっている仕事なのに、どうして憂うつになるのかが理解できなかったのです。

でも、いま考えるとよくわかります。

思えば、当時の私は、いつも時間に追い立てられていました。私の場合、心よりも先に、体が拒否していたのでしょう。その頃は、自分の肉体疲労や体調不良は、すべて後回しにして仕事に励んでいました。本当に、何者かに後ろから駆り立てられるかのように突き進んでいて、仕事のことしか目に入りませんでした。目の前に立ちはだかる仕事を次から次へどうクリアしていくかで頭がいっぱいで、自分の体のことなんか振り返る余裕がなかったのです。そんな状況でしたから、体のほうが先回りして「憂うつ」というストップのサインを出し始めたのでしょう。

当時はまだ自律神経の測定技術が確立していませんでしたが、きっと「サザエさん症候群」になっていた時期の私の自律神経を検査したら、めちゃくちゃなバランスになっていたことでしょう。ただ、私も医者のはしくれですから、自分に現れていた症状がすべて自律神経の乱れから来ているものであることはすぐにわかりました。

そして、その後は努めて「ゆっくり」を意識し、時間に追われないよう、心と体に余裕を持った生活を心がけるようにしていきました。私が自律神経の働きに興味を抱き、研究をするようになったのは、この頃からのことです。

現代人に必要なのは、アクセルではなく「ブレーキをかけるスキル」

ところで、最近はいろんなスキルを身につけて、少しでもまわりに差をつけようというビジネスパーソンが増えてきているようです。「朝活」をやってみたり、「資格」の勉強をしたり、「手帳術」や「会話術」を工夫してみたり、みんな、いろんなスキルアップをしようと励んでいますよね。

もちろん、そうやって熱心にがんばったり努力したりするのはいいことなのですが、私の目には、ちょっと心配に映るときもあります。なぜなら、いろいろ「やらなくてはならないこと」ばかり増やして、いっそう「追い立てられる生活」にハマり込んでいるように見えなくもないからです。

朝活とか資格取得とか時間術とか手帳術とか、スキルアップに一生懸命になるのは、よりハリ自分を高めてステップアップを果たしていきたいからでしょう。言ってみれば、よりハイレベルなところで通用するように「もっとアクセルを踏み込むためのスキル」を学び取ろうとしているわけです。

でも、多くの人は、そうでなくとも普段の生活でアクセルばかり踏み込んでいるような状態にあるのではないでしょうか。すなわち、私の目には、**みんな普段から交感神経ばかり優位にしているにもかかわらず、「もっとアクセルを踏み込むスキル」を学ぶことに懸命になっていて、そのせいで交感神経をよりいっそう緊張させてしまっている**ように映るのです。これでは、その人の「追い立てられ感」はどんどん増すばかりなのではないでしょうか。

スキルアップに熱心な人には「少しでも早く技術を習得して、いまの『時間に追われる生活』から脱却したい」という人が多いのですが、逆にあまりにがんばっていると、かえって「追い立てられる生活」から抜け出られなくなってしまうのではないでしょうか。

〝交感神経のバッドサイクル〟にハマってしまうと、私のように「サザエさん症候群」になる人も出てくるでしょう。ですから、疲れた顔をしながらスキルアップにがんばっている人を見ると、どうも他人事には思えず心配になってしまうのです。

私は、いまのビジネスパーソンに必要なのは「アクセルを踏み込むスキル」ではなく、「ブレーキをかけるスキル」だと思っています。普段からみんな交感神経ばかり刺激しているのだから、もうこれ以上アクセルを踏み込まないこと。「先へ行こう」「上を目指そう」と焦るのではなく、むしろ、自分の足元に目を落とし、スピードを落としてゆっくりする技術を学んだほうがいい。つまり、**「ブレーキをかける技術」「副交感神経を高める技術」を磨くことによってまわりに差をつけていく**べきなのです。

そして、そのためにこそ3行日記を活用していただきたい。

3行日記は「自分を変えるツール」「自分を成長させるツール」です。**日々リカバリーショットを打って自律神経のバランスを整えていけば、いろんな場面で自分本来の力を発揮できる**ようになります。その力は、仕事などでのステップアップにもプラス材料になるでしょう。

それに、3行日記で1日1日を振り返るようにしていると、副交感神経が高まって心にも体にも余裕が生まれてくるようになります。そうすると、普段から自分で自分にブレーキをかけられるようになってくるので、時間に追われたり、何かから追い立てられたりという感覚から解放されるようになるはずです。余裕があると、しゃにむに急いでいたときよりもまわりがよく見えるようになって物事がうまくいくようになるもの。ゆっくりするコツ、スピードを落とすコツを心得ていると、さまざまな面で〝副交感神経のプラスのサイクル〟が作用するようになっていくのです。

私は別に、スキルアップやがんばることが悪いと言っているわけではありません。ただ、**足元も見ずに、前がかりになったまま目の色を変えてがんばってばかりいると、逆に自分で自分の首を絞めることになりかねない……**。最近、そういう人が増えてきているのが気になっているだけです。

とにかく、車はアクセルもブレーキもしっかり利いていてこそ、ちゃんと走行できるもの。〝少しでも早く先に行きたい〟と気がはやるのもわかりますが、自分の足元に目を落としながら、アクセルもブレーキも両方うまく使って「ゆっくり急ぐ」ことが大切なのではないでしょうか。

私は、そのほうが、結果的に遠くまで行けるし、自分の行きたいところにも行けるようになると思うのです。

日記をつけている女性は
若々しく美しく変わっていく、
それには科学的な裏付けがある

自律神経が整っている女性は、どうして美しいのか

私はよく女性誌などの取材インタビューを受け、女性がきれいになる方法、美しく変わっていくための習慣などについていろいろとお答えしています。

単刀直入に申し上げましょう。

女性が美しく輝くかどうかも自律神経がカギです。肌のハリやつややかさ、髪のしなやかさ、体の若々しさ、目の輝き……。すべては自律神経のバランスによって差がついてくると言っていいでしょう。

どうしてそう言えるのか。そのメカニズムを説明しはじめると、ページがいくらあっても足りないことになってしまうので、ここでは主要なポイントのみを挙げていくことにします。

①自律神経が整うと、女性ホルモンの分泌がよくなる

自律神経系の働きがよくなると、内分泌系、すなわち各種ホルモンの分泌や働きがよく

なってきます。もちろん、女性ホルモンのエストロゲンもよく分泌されるようになります。エストロゲンが美容に大きく影響していることは、みなさんよくご存じでしょう。これにより、特に肌や髪のうるおいやハリ、しなやかさなどがアップします。

また、閉経前の方は、女性ホルモンが規則的に分泌されるようになることで、生理不順や生理痛などに悩まされることが減ってくるはず。これも、美容面に対してプラスに働くことでしょう。

②自律神経が整うと、肌細胞の新陳代謝がよくなって肌がきれいになる

自律神経のバランスが整うと、夜間ぐっすりと快眠できるようになっていきます。すると、睡眠中に成長ホルモンが盛んに分泌されるようになります。よく「美肌は夜つくられる」と言われるように、成長ホルモンは肌細胞の修復や新陳代謝の促進に欠かせない役割を果たしています。つまり、日々自律神経を整えて眠りをよくしていくことが美肌へとつながっていくわけです。

③自律神経が整うと、血流がよくなって肌細胞が元気になる

先に述べたように、自律神経のバランスがよくなって副交感神経の働きが高まってくると、末梢の血流がてきめんによくなります。もちろん肌表面の細胞にも新鮮な血液が運ばれ、酸素や栄養が十分行き渡るようになります。これによって肌細胞のパワーが増し、ハイクオリティーなコンディションをキープできるようになっていくのです。

また、肌表面の血行がいいと、見た目にも血色がよくなって、若々しい健康そうな肌に見えるようになります。

④自律神経が整うと、腸の働きがよくなって血液の質がよくなる

便秘が続くと、てきめんに肌が荒れるという人は多いでしょう。でも、自律神経のバランスがよくなればその悩みも解決するはず。

自律神経が整うと、腸の働きがよくなって腸内環境が良好になります。すると、血液の質がよくなって、その血液が全身に送られます。これにより、肌細胞はもちろん、各臓器にきれいな血液が届くようになって、すべての器官がイキイキと活動するようにシフトするのです。

⑤自律神経が整うと、ストレスに強くなって肌にも心にもハリが出てくる

ストレスは美容の敵です。しかし、日頃から自律神経のバランスを整えるようにしていれば、ストレスによる美容面への影響を最小限に抑えることができます。

日々自律神経を安定させている人は、ストレスに対して打たれ強くなるもの。副交感神経が高まってくると心の免疫力も高まって、多少のストレスでは揺るがなくなるのです。
これにより、肌も、心も、いいコンディションで毎日を送れるようになっていきます。

アンチエイジングにつながる日記のつけ方

このように、自律神経のバランスがよくなると、血流、ホルモン、細胞、腸などがトータル的に活性化して、その人の〝美容の底力〟がどんどん引き上げられていくことになるのです。当然、その人はよりきれいに見えるし、より若々しく、輝いて見えるようになっていきます。

そして、私はこうした**〝美容の底力〟をつけていくためにも、ぜひ多くの女性に3行日記を習慣にしていただきたい**と思うのです。

現代の女性はみんな、がんばり屋さんです。仕事でも家事でも育児でも、どんなシーンでも自分らしい力を発揮しようと、ベストをつくして一生懸命がんばっています。ただ、そのなかには、目の前のことに一生懸命になりすぎて、自律神経のバランスを乱してしまっている人も少なくありません。

しかも、そういう日々のバランスの乱れを放ったままにしていると、せっかくの美しさや若々しさがどんどん失われていってしまうことになりかねません。本当に、女性の美容コンディションにとって、自律神経の乱れほど怖いものはないのです。

だから、美しさや若々しさをキープしていくためにも、1日1日リカバリーショットを打つのは欠かせません。

3行日記というリカバリーショットは、化粧水やクリームなどよりもよっぽど頼もしい効果を発揮するのではないかと私は思っています。

私のまわりにも、日記をつけている女性が何人かいますが、その方々はみなさん美しく、たいへん若々しく輝いていらっしゃいます。きっと、自律神経のバランスを1日1日リカバリーしているために、肌にも髪にも体にも、衰えや老化に逆らう〝底力〟がしっかりとついているのでしょう。

私は、**3行日記には、美容効果やアンチエイジング効果もある**と思っています。女性読者のみなさんは、美しく変われるかどうか、ぜひだまされたつもりで3行日記をつけてみてください。まあ、大変身とまではいかないかもしれませんが、みなさんの期待を大きく裏切るようなことはきっとないでしょう。

超一流になる人は、
子供の頃から
日記をつけている

二度と同じ失敗をせずに成長するためのツール

「明日のプレゼンで失敗したら、どうしよう」
「次の試合でミスをしたら、もうレギュラーにはなれないかもしれない」
「今度またあんなヘマをやったら、みんなに迷惑をかけるし、自分の評価もガタ落ちになるだろう」

みなさんは、こういった不安がふと頭をよぎることはないでしょうか。

誰だって失敗やミスをするのは怖いものです。でも、失敗やミスを怖れてトライせずにいたら、何も進みませんし、何も得られません。

最初から完璧にうまくできる人なんていません。「失敗は成功の母」という言葉がありますが、先人たちもみなひとつひとつチャレンジをして、たくさんの失敗やミスを重ねながら成功していったのです。失敗を怖れて、立ち止まってしまってはいけないのです。

とはいえ、何度も同じ失敗を繰り返しているようではいけません。いつも似たような失敗をするのは、前に犯した失敗経験を生かせていない証拠であり、それでは進歩というものがありません。

では、どうすればいいのか。

大切なのは「反省」と「分析」。私は、その人の成績の良し悪しやパフォーマンスの上手下手に差がつくのは、**「自分の失敗やミスを、反省したり分析したりしているかどうか」につきる**と思っています。

失敗やミスをしたなら、「なぜ失敗したのか」「どこがいけなかったのか」「何が自分に足りなかったのか」といったことを反省して、失敗した原因を分析していかなくてはなりません。その作業を日々どれだけしっかりやっているかが、ゆくゆくは大きな差へと結びついていくのではないでしょうか。

そもそも、私は、失敗やミスというものは、次の「5つの状況」でしか起こらないと考えています。

①余裕がないとき

②自信がないとき
③想定外のことが起きたとき
④体調が悪いとき
⑤環境が悪いとき

ちなみに、この5つは、いずれも自律神経のバランスが乱れるときの状況に他なりません。①~⑤の要因があって、焦ったり慌てたりすると、交感神経が一方的に高まって自分を見失いがちになります。そのために自分でも信じられないような初歩的な失敗やミスを犯してしまうことになるわけです。

ただ、これらの要因は、**3行日記をつけて自律神経を安定させていれば、ほとんどが未然に防げる**のです。

それに、この日記をつけていれば、おのずとその日1日の失敗を反省したり、成功を確認したり、明日は失敗しないようにと目標を決めて準備したりすることになります。つまり、日々「なぜ、うまくいかなかったのか」「なぜ、うまくできたのか」ということを分析して、「じゃあ、次はこうしよう」というシミュレーションをしていくことで、失敗しないための〝意識づけ〟を行なっていくことになるわけです。

さらに、こういった〝意識づけ〟がうまくいくと、自律神経がだんだん〝その気〟になって、**より失敗をしないような方向性に心身をシフトしていく**ようになっていきます。

3行日記は、言ってみれば「二度と同じ失敗をしないための〝意識づけツール〟」のようなもの。普段からこれをつけていれば、同じ失敗を繰り返すことなく、失敗やミスの経験を生かして1日1日どんどん自分を成長させていくことができるでしょう。そして、それによって、自身の成績やパフォーマンスを着実にレベルアップさせていくことが可能になるのです。

本田圭佑や中村俊輔の成功に日記が大きな役割を果たした

日記を自分の**パフォーマンス向上や自己実現のためのツール**として活用している人は少なくありません。

特に、一流のアスリートのなかには、日記をつけて1日1日コツコツと自身の技術を磨いてきた人が目立ちます。

たとえば、第1章でも書いたようにサッカーの本田圭佑選手と中村俊輔選手はふたりとも子供の頃から練習日誌をつけていました。

本田圭佑選手が小学校の卒業文集に〝セリエAに入って、10番で活躍します〟と書いていたことは非常に有名になりましたが、じつは小学校6年生のときから日記もつけ続けていたのです。

本田選手の父方の叔父は、1964年の東京オリンピックにカヌーで出場した本田大三郎さんなのですが、彼が小学校6年生のときにその叔父さんに強くなる秘訣を聞いたところ、「スポーツ選手は毎日ノートをとればうまくなる、日記のように書けばいい」とすすめられたそうです。

以来、本田少年は毎日欠かさずノートに日記をつけるようになり、練習メニューや食事メニュー、試合での反省点や自分なりの分析なども詳細に書き込んで、自身の成長へつなげていったのだといいます。このようにしてたまっていった「本田ノート」はすでに100冊以上。そのノートには「世界一になるまでの残り日数」まで、ぎっしり書かれてあるといいます。

また、中村俊輔選手も16歳のときから「サッカーノート」をつけてきました。このノートは一般に公開され、1冊の本にもなっています（『夢をかなえるサッカーノート』文藝春秋刊）。

そこには、中村選手がひとつひとつ克服してきた技術面や体力面での悩み、不安、悔しさ、弱点などが克明に記されています。9冊目のノートには「スペインでプレーする」という文言が書かれていて、本田選手と同じように、書き記した目標を実現させてきたことが伺えます。

かつての本田少年も中村少年も、子供の頃からスーパースターだったわけではありません。もちろん、小さな頃から目立ってサッカーがうまかった面はありましたが、〝この子がゆくゆくは日本代表を背負って立つ中心プレーヤーとなって、世界のビッグクラブで活躍するようになる〟などとは、まわりの大人や指導者もまったく想像できなかったといいます。

そう考えると、私はやはり、**ふたりをレベルアップさせて一流のプレーヤーに押し上げていったのには、「日記」の存在が大きな役割を果たした**のではないかと思うのです。おそらく、このふたりのスーパーアスリートは、1日1日、練習やゲームでの「反省」と「分析」を綿密に行なって、ミスや失敗をひとつひとつ自分の成長につなげてきたのではないでしょうか。

誰にでも「なりたい自分」「将来の自分の理想の姿」があると思います。この日記をうまく使っていけば、毎日一歩一歩、着実にその理想を引き寄せていくことができるでしょう。

現に、そうやって自己実現を果たしてきた人がいるのです。

もちろん、みなさんにもできます。失敗や不安を1日1日書き出して自律神経を整え、反省や分析を十分に行なっていけば、自分を変え、自分を成長させて、自己実現を果たしていくことができるのです。

自律神経を整えて、
他人の言動に振り回されない
平常心を築き上げる

「自分でコントロールできないもの」に振り回されない心をつくる

人の心や体を乱す要因はいろいろありますが、私は煎《せん》じ詰めれば「人間関係」と「気候の変化」に行き着くのではないかと思っています。

この両者は、コントロールできません。

自分のことはどうにかなっても、他人の言動はどうすることもできません。相手と意見や立場が対立したり、相手の言うことに自分を合わせなくてはならなかったりするケースも出てきます。そういう思い通りにいかない人間関係が多いから、イライラしたりピリピリしたりしてストレスをため込むわけです。

また、天気や気候もどうにもできません。大雨で交通が乱れて楽しみにしていた旅行に行けなくなったり、悪天候のせいで大事な試合で十分力を出せなかったりということもあるでしょう。思い通りにいかず、ムシャクシャしたり報われない気分になったりすることも多いのではないでしょうか。

つまり、**「自分の思い通りに進んでくれないこと」「どう変化するかわからず、自分の力**

でコントロールできないこと」に対して、人はストレスを感じ、心や体を乱されるものなんですね。

しかし、人間関係にしても天候にしても、「もともと自分ではコントロールできないもの」なのに、思い通りにならないからといって悩まされたり振り回されたりするのは、考えてみればバカらしいことです。ではみなさん、こういうことに心身を乱されないようにするにはどうすればいいと思いますか？

それは、自律神経を強くすればいいのです。

自律神経は「変化」に対応するための神経です。自律神経を強化して、「自分ではコントロールできない状況変化」に適応する力を磨いていけば、思い通りにならないことに振り回されることなく、どっしりと構えて平常心をキープしていけるようになっていくことでしょう。

自律神経の適応力を磨くことが、「生きる力」をつけることにつながる

そもそも私たちの自律神経は、環境や状況の変化に対応して体の働きを自動調整してい

ます。

たとえば、自律神経は、急に寒くなったときは汗腺を閉じて、体温を逃がさないように調整していますし、急に暑くなったときは汗腺を開いて汗を出し、体にこもった熱を放出しています。そうやって、気温、湿度、気圧など、外の環境の変化に合わせて、絶妙に体を適応させているわけです。

これは、人間関係の場合も同じです。気温の変化と同じように、他人と自分との間に何か急な変化が起こったとしましょう。もし目の前の人が急に怒りだしたなら、交感神経が高まって心身が戦闘モードにシフトします。心拍数や呼吸を高め、アドレナリンを分泌して、緊急事態に備えるのです。

逆に、目の前の人がくつろいで笑っていれば、副交感神経を高めて心身をリラックス・モードにして対応します。すなわち、そのときそのときの状況の変化に合わせて心身のモードを変え、うまく適応してその場を切り抜けようとしているわけです。

そして、ここで問題になっている人間関係の変化のケースでは、自律神経がいかに速やかに、かつ幅の広い対応をとることができるかにかかっています。

自律神経のバランスが高いレベルで整っている人は、環境や状況の変化に速やかに対応

できるし、どんな困った事態になろうとも、幅広く柔軟な対応策をとることができます。

普段から自律神経が安定していると、変化に対する「適応力の幅」が広がるんですね。

一方、自律神経のバランスが崩れている人は、環境変化や状況変化への対応が遅れがちになります。急に寒くなったときは、体温を速やかに調整できないために風邪などを引きやすくなりますし、急に目の前の人が怒りだしたときも、心身のモードをすぐに切り替えられず、まずい対応をしてトラブルを防ぐことができません。

それに、自律神経のバランスが偏っている人は、状況への対応の幅が狭く、いつもお決まりの対応しかとれないものです。とりわけ、交感神経が突出している人は、常にピリピリと気が立っているため、自分の思い通りにいかないことに対して、すぐに怒鳴ったりキレたりする傾向があります。つまり、自律神経が不安定だと、心にも体にも余裕というものがなく、環境の変化や状況の変化についていけず、どんどん適応できなくなってしまうのです。

私は、ビジネスはもちろん、スポーツでも、健康維持でも、プライベートの人間関係でも、こういう自律神経の「適応力の幅」の有無がものすごく大きな影響をもたらしていると考えています。

現代生活はストレスであふれています。右を見ても左を見ても思い通りにいかないことばかりですし、想定外のいろんな変化に満ち満ちています。本当に、いつ何が起こってもおかしくありません。

でも、そういう何が起こるかわからない日常、何が起こってもおかしくない人生にあって、変化に対する対応力、適応力を磨いていけば、ストレスや困難、苦境に挫《くじ》けることなく、力強く生きていくことができるのではないでしょうか。そして、こういう**「生きる力」を身につけていくためにも、日々リカバリーショットを打って自律神経を整えていくことが大切になってくる**のではないでしょうか。

「自分をコントロールする技術」に長けた松井秀喜選手の流儀

話は変わりますが、国民栄誉賞を受けた松井秀喜選手は、巨人からニューヨーク・ヤンキースに移籍した1年目の開幕直後、極度の不振に陥っていたことがあります。なかなか打球が上がらず、当たり損ねのゴロばかり……。手きびしいことで知られるニューヨークのメディアは、そんな松井に「ゴロキング」というニックネームをつけて連日酷評しました。しかし、そんな扱われ方をされて気にならないかと記者から質問されたところ、松井選手は次のように答えたのです。

「まったく気になりません。記者が書くことは僕にはコントロールできません。僕はコントロールできないことには関心を持たないんです」

つまり、自分のことはコントロールできるけど、他人の言動はコントロールできない。コントロールできないものに振り回されるのは意味がないから、それにはいっさい関心を持たないというわけです。

この言葉を目にしたとき、私は〝さすがは一流のアスリートだ〟と思いました。イチロー選手や本田選手などもそうですが、一流選手はみな自分がコントロールできないことには耳を貸さず、自分がコントロールできることのみを追求しています。

何が変えられなくて、何が変えられるのかをよく知っていて、「自分が変えられるもの」だけに集中して鍛錬を積み、できる限りの力を発揮できるよう、コンディションを整えていくのです。

そして、こういう姿勢を貫いているからこそ、一流のアスリートは、環境が変わったり状況が変わったりしても、常に平常心を維持して自分のパフォーマンスをすることができるのです。松井選手は現役時代、数多くのスランプやケガを乗り越えて成績を上げてきたわけですが、彼が困難や苦境に負けずに偉大な業績を残すことができたのも、自分という人間をコントロールする技術に長けていたからなのではないでしょうか。

これまで述べてきたように、人の心と体を乱す要因はいろいろあります。特に、「自分の力でコントロールできないこと」に振り回されていると、思い通りにいかないストレスがたまっていきます。すると、自律神経のバランスが崩れ、適応力の幅が落ちて、環境や状況の変化についていけなくなります。つまり、**コントロールできないことに振り回されてばかりいると、自分自身をコントロールする力も落ちていってしまう**のです。

私は、だからこそ、日記で自律神経を整えて「自分自身をコントロールする力」をつけていくべきだと思います。「乱れることのない平常心」を、1日の終わりに心身をリカバリーする習慣をつけることで養っていくべきではないでしょうか。

ただ、私は松井選手のマネをしろとすすめているわけではありません。彼のように、『自分でコントロールできること』と『自分でコントロールできないこと』をきっちり分けて、平常心をキープしていく」のは、並大抵の精神力でできることではありません。一般の私たちには、とてもマネできるものではないと思います。どうしても、日々コントロールできないことにストレスを感じて、心身をかき乱されてしまうことでしょう。

でも、**1日1日、リカバリーショットを打って、軌道修正していくことくらいならできるはずです。**そして、その日々のリカバリーショットこそ、私たちに「ストレスに振り回されないカ」「乱れることのない平常心」を着実に植えつけていってくれることになるのです。

日々軌道修正をして自律神経のバランスを整えていれば、だんだん「適応力の幅」を広げていくことができるようになるでしょう。それは、環境の変化や状況の変化を機敏に察知して、その場に適したふさわしい対応をとれるようになるということ。

そして、こうした適応力や対応力がついてくれば、ここぞという場面で自分の能力をいかんなく発揮できるようになっていくでしょう。すなわち、どんなに厳しい環境や困難な場面になろうとも、ストレスに振り回されることなく、確固たる平常心をつらぬいて自分の力を発揮できるようになっていくのです。

それに、普段からこういう平常心をキープできるようになると、スランプやケガなど、自分のコンディションが最悪の状態にあるときでも、重圧に耐えられるようになるでしょう。ビジネスマンにしてもスポーツ選手にしても、人生において不調や試練、挫折はつきもの。そういう多くの困難を乗り越えながら成長していく「打たれ強さ」が身につくのです。

時代はめまぐるしく変化しています。この先、何が起こるかわかりませんし、どんな困難や苦境が待ち受けているかもわかりません。そんな**時代の変化に翻弄されることなく自分の人生を生き抜いていくには、1日1日自律神経を整えて、適応力や平常心を築き上げていく必要がある**のです。

こうした力をしっかり磨いておけば、たとえ今後どういう事態が起きようとも、乱れることなくしなやかに対応して、自分の力を発揮して生き残っていくことができるでしょう。そして、そのように自分をコントロールができることが〝人の本当の強さ〟というものなのではないでしょうか。

1日1回「流れ」を止めて、
自律神経に〝意識づけ〟すれば
人生を思い通りにコントロールできる

ちょっとの差が、思い通りの人生を歩める人・歩めない人を決定づける

誰もが1日1日を一生懸命に生きています。

でも、日々がんばっていても、うまくいくとは限りません。なかには「自分の思い描いた通りの人生を送っている人」もいますが、「自分の思いとはかけ離れた不本意な人生を送っている人」も大勢います。いったい、こういう「差」はどこでつくものなのでしょう。

みなさんは、どのように思われますか？

運がいいか悪いかの問題？　その人の才能やスキルの問題？　それともその人の性格のせい？　なるほど、こうしたことも多少は関係しているのでしょうが、私の考えはちょっと違います。

私は、**1日1日の「流れ」を止めているか止めていないかが、「差」に結びついている**と考えているのです。

日々、流されるままでいては何もコントロールできません。しかし、1日の終わりに「流れ」を止めて、その日の変化を書く習慣を持っていると、自分の思う方向へ流れをコ

ントロールできるようになっていくのです。

これは、「その日の自分を振り返って、自分の行きたい方向にちゃんと進んでいるかどうかを確認する」作業とも言えるでしょう。私は、この「進路確認作業」を行なって自分をコントロールしているかどうかによって、その人が日々流されるかどうかが決まり、その人の人生の充実度に大きな差ができると思うのです。


では、どうしてそんなに大きな差がつくことになるのでしょうか。

それは、自律神経を味方に引き入れてコントロールすることができるようになるからです。


一般的な理解では、自律神経というものは「自分の意思ではコントロールできないもの」と見なされてきました。〝自律神経は呼吸や心拍数、血流、体温などの無意識の自動調整機能をつかさどっているわけだから、自分の意思でコントロールできるわけがない〟という考え方ですね。

でも、それはもう時代遅れの考え方です。

本当は、「コントロールできない」のではなく、「コントロールしようと意識していない」だけのこと。**「コントロールしてやるぞ」としっかり〝意識〟していれば、自律神経はちゃんとコントロールできる**のです。

何度も言うようですが、「意識をする」という行為には、ものすごく大きな力が秘められています。いつもなら無意識にしている日常のちょっとした行為も、意識してやってみると結果が大きく違ってくるもの。いつも無意識にしている呼吸だって、意識して深い呼吸をすれば、またたく間に体のすみずみに血流が行き渡るようになります。また、歩いているときだって、無意識のときはだらだらと歩きがちですが、手足や関節の動きをしっかり意識して歩くようにすれば、運動効果を大きくアップすることができます。**あらゆる人間行動は「意識をする」というひと手間を加えるだけで、格段のレベルアップを果たすもの**なのです。

だから、しっかり意識をするようにすれば〝自分の意思で〟自律神経をコントロールしていくことができる。しかも、日々しっかり〝意識づけ〟をしていけば、自律神経の力を味方につけて、日々の生活や行動において自分の能力をいかんなく発揮できるようにコントロールしていくことができるのです。

そして、こうした**「自律神経コントロールの〝意識づけ〟」に、もっとも有効な手段が**

日記であるわけです。

すなわち、「1日の終わりに3行の日記を書く」という〝意識づけ作業〟を日々行なっているかどうかで、自律神経を味方につけられるかどうかが決まってくるとも言えます。これをやっているかどうかで「意識の差」が生まれ、「自律神経の力量」にも差が生まれて、結果、仕事にも、健康にも、人生にも、とても大きな「差」がついていくことになるのです。

1日1回「流れ」を止めるのが、人生をコントロールする近道

自律神経にどんなにすごい力が秘められているかについては、この本をここまでお読みになったみなさんはもう十分おわかりでしょう。

本当に、自律神経を味方につけるのと敵にまわすのとでは大違い。

もし、バランスを崩して敵にまわしてしまいでもしたらたいへんです。そうなったら、みなさんの心身の健康はもちろん、仕事などのパフォーマンスもガタ落ちになってしまうでしょう。でも、バランスを整えて味方につけていれば、これほど心強いことはありませ

ん。この頼りになる味方は、みなさんの心身の健康レベルを引き上げて、仕事などのパフォーマンスもグレードアップしてくれることでしょう。それによって、みなさんの毎日の日々はいっそうキラキラとした輝きを放つようになっていくでしょう。

そして、**自律神経を味方につけてコントロールできるようになると、自分の人生もコントロールできるようになっていく**と考えています。

自律神経をコントロールするということは、自分が日々〝生きていく方向性〟をコントロールしていくことに他なりません。そういう方向性をしっかりコントロールできていれば、困難や苦境があろうともそれを乗り越え、迷うことなく目指す道を進んでいけるようになります。

もちろん、〝こうなりたい〟〝あそこを目指したい〟という夢や目標を持っているのであれば、それに一歩一歩着実に近づいていけるようになります。そういう目指す場所がはっきりしていればいるほど自律神経の力が発揮されて、ゴールへと邁進していけることでしょう。

みなさん、いかがでしょう。

こういう「力」を得られるのなら、自律神経を味方につけない手はないと思いませんかか？　そして、その「力」が「1日の終わりに3行の日記を書く」という、たったそれだけの習慣づけで得られるのなら、習慣にしない手はないと思いませんか？

ここまで、何度か「流れを止める」という話をしてきましたが、じつは比喩として言っているのではありません。3行日記を書いているとき、私はいつも、**本当にすべての「流れ」が止まったように感じる**のです。

時の流れも、やりかけの仕事も、進行中の人間関係のドラマも、どの流れもみんな止まってし〜んと静まるなか、誰にも干渉されることなく「自分自身のことだけ」に集中することができるのです。こんな平穏な時間は、日記を書いているとき以外は得られません。

日記を書いているひとときこそが「自分が本当に生きている時間」なのではないかと思うことさえあります。もしかしたら、慌ただしい日常に流されることなく、その瞬間だけは、自分の〝意識〟とちゃんと向き合い、自分の自律神経としっかり向き合っているから、そう感じるのかもしれません。

こういう感覚は、決して私に特有のものではないと思います。3行日記をスタートしてみれば、みなさんもじきに「流れが止まったような感じ」を覚えるようになることでしょう。

ですからみなさん、**ぜひ1日1日、「流れ」を止めてみてください。**

日々「流れ」を止めながらリカバリーショットを打っていけば、すべてがいい方向へ流れていくようになります。

ぜひみなさん、3行日記を自分の人生の〝舵〟として、自分の行きたい方向へ流れをコントロールしてみてください。3行の文字に込めた言葉の力を十二分に引き出して、自分をコントロールし、自分の人生をコントロールしていくようにしてください。

健康も、仕事も、人間関係も、人生も、すべての人間活動は自分で方向づけすることができるのです。人生の主導権を自分の手に取り戻しましょう。さあ、しっかり舵を握ってコントロールしましょう。そして、自分と自分の人生を存分に輝かせていこうじゃありませんか。

おわりに

青空を仰いでごらん。
青が争っている。
あのひしめきが
静かさというもの。

これは、先ごろ惜しまれながら他界された詩人・吉野弘さんの作品で、「争う」というタイトルの詩です。

「静」という字は、「青」が「争」って成り立っているんですね。私はこの短い詩が大好きです。

私は、日中あまりに忙しいときに、焦りで自分を見失いそうになると、よく青空を見上げます。そのとき外出していなくとも、病院や部屋の窓から意識的に天空を仰ぐようにしています。すると、この4行の詩が思い出され、そのたびに心と体がすっと静まるのを感じるのです。

また、夜、日記を書いているときに、ふとこの詩を思い出すこともあります。ときどき、日記帳を開くと、その向こうに果てしない青空が浮かんでいるような気がすることがあるのです。

「空を見上げる」という行為と、「1日の終わりに日記を書く」という行為には、意外に共通点があるのかもしれません。

なぜなら、その行為をしているときだけ、バタバタとした喧騒から離れて〝ふっと我に返る〟ことができるからです。〝ああ、空が青いなあ〟〝今日も1日よく生きたなあ〟といったことに意識を傾けると、心と体にちょっとした余裕が生まれます。すると、自分らしい冷静さを取り戻すことができるのです。私は、何かと忙しい現代人にとっては、こういう〝ふっと我に返る時間〟を増やしていくことがとても大切なのではないかと考えています。

本文でもご紹介してきたように、慌ただしい日常のなかで心身をピリピリさせてばかりいると、自律神経のバランスを崩してしまいがちになります。しかも、バランスが崩れているのにもかかわらず、それを修正しないまま日々流されっぱなしになっていると、どんどん悪いサイクルに入っていってしまいます。そういう人は、小まめに神経の高ぶりをリセットして、心身の落ち着きを取り戻していかなくてはなりません。すなわち、日頃から〝ふっと我に返る時間〟を大切にして、自律神経のバランスを立て直していく必要があるのです。

私は、一流のアスリートたちにも、よく「プレー中、空を見上げてみてください」「1日の終わりに短い日記をつけてみてください」ということをアドバイスしています。こうした習慣をつけていると、ミスやアクシデントに見舞われても慌てることなく自分のプレーができるようになりますし、常に自分のベストの力を出せるようになっていくのです。

私たちに本当に必要な強さとは、どんなに忙しくてバタバタとした状態にあっても、どんなにたいへんなトラブルやアクシデントに見舞われても、「いつでも自分の原点に立ち返れる」ということではないかと思うのです。そして、そのためには、青が争ってひしめきあっている空に「静かさ」を見つけられるだけの余裕を、常に確保しておくべきではないでしょうか。

みなさんはいかがでしょう。

「日中はいつも忙しく走り回っていて、空の青さなんか目に入ってこない」なんてことはないでしょうか。「時間に追い立てられて1日を過ごし、家に帰ったらいつもベッドに直行」なんてことはないでしょうか。

もし少しでも心当たりがあるのなら、今回この本で紹介させていただいた「3行日記」は、みなさんにとって「魔法の杖」となるはずです。日々実践していただければ、遠からず〝へえ、空ってこんなに青かったんだ〟〝そうか、自分はこういう人間だったんだ〟といった原点を再発見することでしょう。そして、健康面においても、仕事面においても、自己実現の面においても、よりよい方向へ自分をシフトしていけるようになっていくでしょう。

みなさん、最後までお読みいただき、ありがとうございました。

私は、本書のハウツーがみなさんの毎日を輝かせることを確信しています。さあ、1日1日を大切にして実践していきましょう。

小林弘幸

「3行日記」を書くと、なぜ健康になれるのか？

発行日　2014年6月4日　第1刷
発行日　2018年6月13日　第2刷

著者　小林弘幸

本書プロジェクトチーム
編集統括　柿内尚文
編集担当　小林英史、大住兼正
デザイン　轡田昭彦＋坪井朋子
編集協力　高橋明、正木誠一
校正　中山祐子

営業統括　丸山敏生
営業担当　池田孝一郎
プロモーション　山田美恵、浦野稚加
営業　増尾友裕、熊切絵理、石井耕平、戸田友里恵、大原桂子、矢部愛、綱脇愛、川西花苗、寺内未来子、櫻井恵子、吉村寿美子、田邊曜子、矢橋寛子、大村かおり、高垣真美、高垣知子、柏原由美、菊山清佳
講演・マネジメント事業　斎藤和佳、高間裕子、志水公美

編集　舘瑞恵、栗田亘、村上芳子、中村悟志、堀田孝之、千田真由、生越こずえ
メディア開発　池田剛、中山景、辺土名悟
マネジメント　坂下毅
発行人　高橋克佳

発行所　株式会社アスコム

〒105-0003
東京都港区西新橋2-23-1　3東洋海事ビル
編集部　TEL：03-5425-6627
営業部　TEL：03-5425-6626　FAX：03-5425-6770

印刷・製本　中央精版印刷株式会社

Printed in Japan ISBN 978-4-7762-0830-3